마·음·의·감·기

우울증 치유 완전정복

마·음·의·감·기

우울증 치유 완전정복

황원준(황원준신경정신과의원 원장) 지음

중앙생활사

글을 쓰면서

전도유망한 젊은 20대 영화배우! 그녀는 왜 극단적인 죽음을 선택해 삶을 포기했을까요? 갖가지 의혹을 남긴 채 홀연히 우리 곁을 떠나버려 어려운 경제 상황에 있는 우리 국민들의 마음을 더욱 어둡게 했습니다. 당시 방송에서는 우울증을 다루는 프로그램이 홍수처럼 쏟아졌습니다.

우울증은 내가 아닌 남에게나 찾아오는 질병이며 마음이 연약한 사람이나 걸리는 것이라고 간과할 수 있습니다. 그러나 우울증은 특별한 이유가 있다든지, 특별한 사람이나 특별한 직업군에서만 일어나는 질병이 아닙니다. 많게는 6명 중 1명은 우울증이 있어서 개인적인 질병을 넘어 이미 심각한 사회 문제가 되고 있습니다.

2001년 세계보건기구(WHO) 자료에 따르면, 1990년도에는 주요우울증(major depression)이 주요 장애 및 사망원인 질환 중 네 번째를 차지하였습니다. 2020년도가 되면 두 번째를 차지할 것으로 예측하고 있습니다. 15~44

세 사이에서는 이미 2위의 장애에 해당됩니다. 2020년에 이르면 우울증이 모든 연령에서 나타나는 질환 중 1위를 차지할 것으로 예측하고 있습니다.

최근 항우울제 개발과 인지행동치료 등의 새로운 치료법이 등장하고 있지만, 우울증 발병률은 전 세계적으로 꾸준히 증가하고 있습니다. '한국인의 질병 부담 2005년 보고서'에서도 20대 한국인의 건강을 위협하는 대표 질병 1순위가 우울증으로 나타났습니다.

우울증은 의지가 약해서 생기는 병이 아니라 '뇌의 질환'입니다. 윈스턴 처칠, 에이브러햄 링컨, 시어도어 루스벨트 같은 위인들도 모두 우울증 환자였습니다.

흔히 '마음의 감기' 라고 불리는 우울증은 누구나 걸리는 가벼운 증상에 그칠 수도 있지만, 치료받지 않으면 몇 개월에서 몇 년 동안 지속될 수 있습니다. 시간이 지나면 나아지겠지 하고 방치하다가는 만성화되어 결국 '죽음' 으로 끝이 납니다.

이렇게 우울증은 자살로 이어질 수 있기에 심각한 질병입니다. 우울증 환자의 15%가 자살을 시도하고, 자살자의 80%가 우울증이라고 알려져 있습니다.

최근에는 우울증이 심장동맥질환을 일으키는 요인이면서 뼈를 약하게 해 골절 위험을 높일 수 있다는 연구결과가 나왔습니다.

이와 같이 우울증은 개인적인 문제를 벗어나 가정 문제, 사회 문제로 인식을 하여 적극적인 정신과적 치료가 꼭 필요한 질병입니다.

또 식사, 운동, 수면 등의 올바른 생활습관으로 면역력을 증진시켜 신체적인 질병을 예방할 수 있듯이 일상생활에서 변화들을 통해서도 마음의 감기인 우울증을 예방할 수 있습니다.

아무쪼록 이 책이 우울증 예방 및 치료에 많은 도움이 되었으면 하는 바람입니다.

CONTENTS

차례

3부 우울증의 진단과 치료 알아두기

황원준 원장의 우울증 치유 완전정복

4부 우울증 편견 버리고 극복하기

1부
우울증 바로 알기

개념과 분류

정확한 개념과 진단명에 대한 이해

01

우울증에 대한 책을 발간하게 된 가장 큰 이유 중 하나는 정신과, 정신약물치료 등 정신과 전반에 대한 사회적 편견을 해소하는 데 있습니다. 실제로 진료하면서 환자, 환자 보호자 또는 그들이 속한 기관의 동료 및 책임자들이 갖는 편견이 환자 치료에 악영향을 미치고 있음을 뼈저리게 느낍니다.

무심코 던진 작은 돌멩이에 힘 없는 개구리가 맞아 죽을 수 있듯이 가족이나 배우자가 던진 "넌 정신병자야!"라는 말 한마디가 우울증 환자에게는 가슴에 비수를 꽂는 것과 같은 치명적인 정신적 상처를 안겨주게 됩니다. 그로 인해 가족과는 마음의 창을 굳게 닫아버리고 '이제 나 혼자밖에 없어, 난 이 세상에 필요 없는 존재야' 라며 결국은 자살이라는 극단적 행동을 보이게 됩니다.

이런 일은 정신과 진료하는 과정에서 자주 접할 수 있는 일입니다. 정신과에 대한 전반적인 지식이 없으면 우울증 환자는 자신을 이해해 주지 않아서 안타깝고, 가족이나 주변 사람들은 어떻게 대해줘야 할지 몰라서 서로 마음고생을 하며 힘들게 지내야 합니다.

환자나 가족들의 이런 아픈 마음을 너무도 잘 알기에 편견이 많은 정신과 진단명 등의 용어를 알고 있어야 치료적으로 환자를 대할 수 있다고 생각합니다. 그런 측면에서 알아두면 도움이 되는 몇 가지 용어를 설명하고자 합니다.

정신과에서 모든 정신질환을 학습, 교육, 진단 및 치료하는 것은 미국정신의학회(APA : American Psychiatric Association)에서 발간한 〈정신적 장애의 진단 및 통계요강 제4판(DSM-IV : Diagnostic and Statistical Manual of

Mental Disorders, 4th)〉을 교과서로 기준을 삼고 있습니다.

그러나 유럽 등 세계적인 문화적 · 인종적 차이를 보완하여 진단하기 위한 보편적인 기준이 필요하여 세계보건기구에서는 〈국제질병분류 제10판(ICD-10 : International Classification of Disease, 10th)〉을 개정 발표하고, 국가적으로는 이 기준을 가지고 정신질환을 진단 및 분류코드를 정합니다.

이와 같은 두 분류 기준은 진단명의 용어나 진단 기준이 조금 다른 경우가 있으나 정신과 전문의는 진료할 때 상호 보완하여 큰 무리없이 사용하고 있습니다.

정신건강 정의

세계보건기구에서는 건강의 정의를 '신체적(physical), 정신적(mental) 그리고 사회적(social) 안녕상태(well-being state)' 라고 정하였습니다. 우리가 '건강하다' 라고 말하면 '신체적으로 질환이 없다' 라고 생각할 수 있으나 정신적으로도 건강하고 사회적으로도 건강해야 함을 의미합니다.

'건강' 의 정의 중에 정신이 건강하다는 것은 어떤 상태를 말할까요? 정신건강에 대한 정의를 내리기 전에 '정신장애' 가 있다는 것을 어떻게 정의하는지 먼저 얘기하고자 합니다. 정신장애의 정의를 알면 반대 개념인 정신이 건강하다는 의미를 알 수 있기 때문이죠.

첫 번째로 정신장애는 당연히 정신병리(psychopathy)가 있어야 합니다. 즉, 정신과적 질환이 있어야 합니다. 정신병리가 있어야 함은 다음에 얘기될 넓은 의미의 정신질환이나 정신장애가 있어야 된다는 것을 의미합니다.

예를 들면 환청이나 망상 같은 정신병적 증상이 있거나 우울, 불안, 불면증 등의 증상이나 증후에 대해 호소 및 관찰되어야 합니다.

두 번째로 사회적 기능 손상(social dysfunction)이 있어야 합니다. 이는 정신병리가 있으면서 그로 인하여 발생한 사회적, 직업적 또는 가정적으로 자기가 해야 할 역할에 손상이 있어야 합니다.

예를 들면 우울감정으로 인하여 직장에서 업무에 지장을 주거나, 주부로서 가정 일에 소홀히 한다거나, 학생의 경우 학교생활을 제대로 하지 못하고 학습에 지장을 준다고 할 때 우울이라는 정신병리로 인하여 사회적 기능 손상이 있다고 말할 수 있습니다. 〈정신적 장애의 진단 및 통계요강 제4판(DSM-IV)〉의 모든 정신질환의 진단 기준에 이 항목이 반드시 포함되어 있습니다.

세 번째로 병적 스트레스(di-stress)를 받아야 합니다. 우리는 누구나 스트레스를 받습니다. 살아 있기 때문이죠. 반대로 스트레스가 없다는 것은 죽은 상태를 의미합니다. 진료실에서 "스트레스가 있습니까?"라고 물으면 "살면서 어떻게 스트레스를 안 받겠습니까?"라면서 오히려 반문합니다. 병원에서 치료를 받아야 할 정도의 스트레스라면 이미 그 스트레스는 누구라도 병이 날 만하다고 인정할 정도의 심각한 스트레스일 수 있습니다.

그러나 그 정도 가지고 병이 난다면 대한민국 전 국민이 모두 병이 나겠다고 말할 정도의 작은 스트레스가 질병을 일으킬 수도 있습니다. 질병을 일으키는 스트레스의 정도는 객관적일 수 있지만 개인의 주관적일 수도 있다는 것입니다.

같은 스트레스라 하더라도 개인에 따라서 스트레스를 병적 스트레스(di-stress)로 받아들이기도 하고 긍정적인 사람들은 좋은 스트레스(eu-stress)로 받아들이기도 합니다. 다시 말하자면 개인의 성격에 따라서 받아들이는 방향이 다르고 개인의 취약성(vulnerability)에 따라서 질병을 일으키기도 합니다.

특히 취약성이 약한 사람은 정신질환에 잘 걸립니다. 이 취약성은 우울증을 비롯한 정신질환의 발병원인으로 작용하기도 합니다. 취약성은 어릴 때 성장과정에서 부모의 양육 태도의 경험에 따라서 달라지며 신체질병, 가족관계 변화, 사회 · 심리적인 요인 및 유전적 소인 등에 영향을 받습니다. 정신장애는 정신병리가 반드시 있으면서 병적 스트레스를 받아야 합니다.

마지막으로 자신이나 남에게 해(harm to self or other)를 끼쳐야 합니다. 정신병리로 인하여 자신에게 또는 타인에게 해를 입히게 됩니다. 우리 주변에 타인을 폭행하는 사람이 있다고 가정해 봅시다. 아무런 정신병리가 없는데 단순히 개인적인 감정이나 손익관계로 했다면 그것은 사회적 범죄행위입니다.

그러나 정신병리 중에 누군가 자신을 감시하고 해치려고 한다는 피해망상이 있으면 방어하려고 먼저 상대방을 가해할 수 있으며, 누군가를 해치라는 환청이 들려서 남을 해치는 행동을 했다면 이는 정신장애에 해당합니다. 물론 정신병리로 인한 남을 해치는 심각한 행위를 했다고 사회적 범죄가 아니라고 말할 수는 없으나 정신병리가 없이 저지른 범죄행동과는 법에서 구별하여 판단합니다.

이상을 정리해서 말하면 정신장애는 정신병리가 반드시 있으면서 나머지 세 가지 중에 하나가 동반된 상태를 말합니다. 우울장애도 우울이라는 정신병리와 더불어 그로 인하여 직장생활이나 가정생활 또는 학교생활을 제대로 하지 못합니다.

또한 우울증 환자는 기분이 우울하여 가족들이나 주변 사람들은 못 느끼지만 스스로 불쾌감이나 불편을 심하게 느끼며 괴로워합니다. 물론 더 심해지면 가족들이나 주변에서도 느낄 수 있어 반드시 도움이 필요하지만, 모르고 지나가거나 무엇을 불편해 하는지 잘 모릅니다. 오히려 이해하지 못하고 왜 저렇게 누워만 있냐고 비난할 수 있습니다.

실제로 우울증 환자는 우울로 인해 매우 고통스러워한다는 것을 꼭 알고 받아주어야 합니다. 고통 정도가 더 심해지고 괴로워하는 정도가 커지면 자해 및 자살을 기도하게 됩니다. 때로는 자신과 함께 고통받고 있다고 생각하는 사람과 동반자살을 시도하게 됩니다.

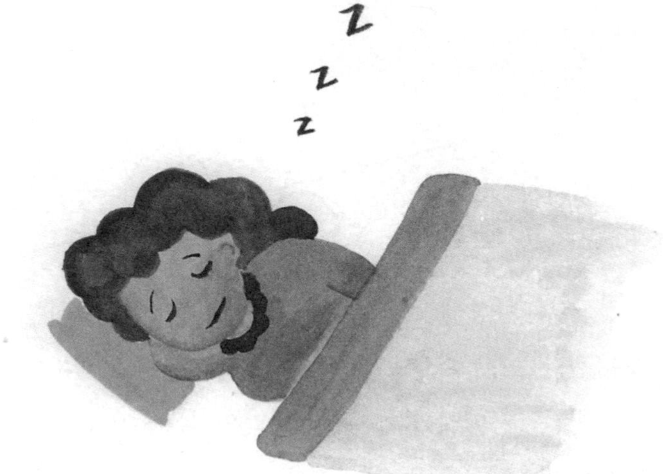

이제 '정신이 건강하다' 라고 하는 것은 당연히 정신병리가 없어야 한다는 것을 알았을 것입니다. 정신병리가 없으면서 사회적으로도 주어진 역할을 잘 수행하고, 불쾌감이나 고통을 느끼지 않으며, 자해 및 타해 행동이 없어야 정신장애가 없이 정신이 건강하다고 말합니다. 다시 말하면 전반적인 정신질환이 없어야 합니다.

또 정신병리가 없어야 함은 다음에 얘기될 정신질환이나 정신장애가 없어야 된다는 것을 의미합니다. 누구나 당연히 정신병리뿐만 아니라 정신장애나 정신질환이 없어야 정신이 건강하다고 말할 수 있는 것입니다.

정신질환

정신질환은 정신과 영역에서 연구하며 진단 및 치료하는 모든 질환을 통틀어서 포함하는 '정신과적 질환' 을 의미하는 일반적인 용어입니다. 예컨대 내과 영역에서 진단 및 치료하는 내과적 질환을 '내과질환' 이라고 하듯 외과질환,

산부인과질환 등과 같은 보편적으로 불리워지는 용어입니다. 또한 거의 모든 정신과 질환에 내려지는 진단명은 예를 들어 '우울장애' 와 같이 '○○장애' 라고 명명되어집니다. 다음의 '정신장애' 와 같은 의미로 쓰여진다고 볼 수 있습니다.

정신장애

정신질환에서 말했듯이 정신과 영역에서 다루어지는 모든 질환의 진단명들이 무슨 '장애' 로 표현되는데 이들 모두를 총칭하여 '정신장애' 라고 말합니다.

〈국제질병분류 제10판(ICD-10)〉에서는 모든 신체 및 정신장애를 A에서 Z로 구분하여 세분화하고 있습니다. 그 중에 정신장애는 'F' 코드에 해당하며 우리가 알아보고자 하는 우울증은 'F30-F39 기분(정감)장애' 에 해당합니다.

정신장애는 크게 정신질환(mental illness)과 정신지체(mental retardation)로 나눌 수 있습니다.

정신지체는 출생 시부터 또는 18세 이전에 발현된 유의하게 낮은 지능으로 지능지수(IQ)가 70 이하를 말합니다. 18세 이후에 뇌 손상이나 질환으로 지능이 저하되면 이는 치매(dementia) 등으로 진단을 해야 합니다.

정신질환은 건강했던 사람이 후천적으로 성장하면서 발병한 것을 말하지만 단순히 발병시기만을 가지고 분류하지는 않습니다.

정신질환은 정신증(psychosis)과 신경증(neurosis)으로 크게 나눌 수 있습니다. 일반인들이 말하는 개념으로 표현하자면 정신증은 '미친병', '돌아이' 라고도 말하며 신경증은 '신경성', '노이로제' 등으로 말할 수 있습니다.

정신증(psychosis)과 신경증(neurosis)

1 정신증(psychosis)

정신증은 상식적으로 이해하기 어렵고 쉽게 공감이 되지 않습니다. 왜냐하면 자아 기능이 심하게 퇴행이 돼서 사고

체계가 매우 유아적이고 비현실적이며 방어기재가 깨져 무의식적 언어가 의식세계로 나오기 때문입니다.

예를 들면 텔레비전의 개그 프로그램을 보면 일부분은 상황에 맞지 않는 언어표현이나 행동이 돌출적이어서 이해하기가 어렵고 어찌 보면 우습기가 짝이 없게 보일 것입니다.

그러나 이들을 두고 정신병적이라고 말하지는 않습니다. 왜냐하면 정신병적 증상을 보이는 환자와 달리 현실검정능력이 손상되지 않아 때와 장소와 대상에 따라 적절하게 고의적으로 연기하는 것이며, 연기 상황을 벗어나면 정상적인 행동과 언어를 구사할 수 있습니다.

반대로 정신증 환자는 현실검정능력이 손상되어 사회적, 개인적 기능장애가 심하여 때와 장소와 대상을 구분하지 못하고 이상행동이나 이해하지 못할 말을 합니다.

정신증이나 정신병은 같은 의미로 사용하며 정신병적(psychotic)이다는 것으로 망상, 환각, 착란 등의 증상이 나타나며 사회적 기능과 자아 기능이 심하게 손상되었다는 것을 의미합니다.

대표적으로 정신분열병(또는 정신분열증), 망상장애, 분열형 정동장애 등이 포함되며, 우리가 알아보고자 하는 심한 정신병적 증상이 동반된 기분장애도 일부 한 형태로 여기에 포함됩니다.

2 신경증(neurosis)

신경증은 정신신경증(psychoneurosis), 신경증적 장애(neurotic disorder)라고도 하며 정신증에 비해 증상이 이해할 만하고 공감이 됩니다.

신경증은 불안을 주증상으로 오히려 지나치게 방어하려는 여러 가지 정신기재 또는 방어기재를 통하여 발현됩니다. 현실검정능력이 손상되지 않고 자아 기능이 보존되어 있어 주변 사람들이 보기에는 어디가 아픈 환자라고 보여지지 않습니다.

하지만 환자 자신은 신경증으로 인해 괴롭고 고통스러워하며 자아이질적(ego dystonic)입니다. 일상생활에 지장을 초래할 만큼 불안정한 정서와 생활태도를 보이기 때문에 벗어나려고 노력을 합니다.

신경증은 정신병보다 비교적 더 흔하고 증상이나 증후가

매우 다양하며 광범위하게 나타납니다. 정신병에서 보이는 망상이나 환각, 비현실적으로 왜곡된 사고, 사고 이탈, 괴이한 행동 등을 보이지 않습니다. 불안장애, 공포장애, 신경증적 스트레스 관련 및 신체형 장애 등이 포함되며, 우리가 알아보고자 하는 기분(정동)장애도 여기에 포함됩니다.

장애(disorder), 장해(impairment), 능력부전(disability), 지장(handicap)

1 장애(disorder)

정신과에서는 진단명에 '장애' 라는 용어를 사용합니다. 장애란 대부분의 경우 괴로움과 여러 개인적 수준의 일상생활에서 기능 저해를 수반하는 임상적으로 인지 가능한 일군의 증상이나 형태의 존재라는 뜻으로 사용합니다. 개인 수준의 기능장애가 없이 사회적 일탈이나 갈등만으로는 장애라고 정의된 용어를 사용할 수 없습니다.

정신장애 또는 정신건강을 정의할 때, 정신장애는 정신

병리가 있으면서 그로 인하여 개인적으로 사회적 기능의 저해가 있어야 한다고 했습니다. 그래서 '장애' 란 단어가 정신과 진단명에 포함되는데 일반인들은 이를 '장애인' 처럼 오인하여 받아들기도 합니다.

가장 약하다고 말하기는 어렵지만, 스트레스로 인하여 발생하는 질병으로 우울증보다 더 가볍고, 100% 깨끗이 좋아진다고 말할 수 있는 '적응장애' 라는 진단명이 있습니다. 여기에도 '장애' 라는 꼬리표로 인하여 장애인으로 받아들이기 쉽습니다. 분명히 적응장애는 장애인과 거리가 멀어도 너무 멀고 오히려 정상인과 거의 같다고 봐도 무방합니다. 우울증을 '마음의 감기' 라고 말하지만 질병의 중한 정도가 그보다 더 가벼운 일시적으로 잠시 감기가 걸린 정도입니다.

2 장해(impairment)

여러 가지 증상 및 진단 기준을 채택한 세계보건기구에서는 '장해' 에 대하여 '구조나 기능이 상실 혹은 이상' 으로 정의하였습니다. 예를 들어 '치매' 라는 진단을 내리면 그에 따른 장해는 주의력 및 감정의 기능과 같은 정신기능의 저해에 의해 심리적으로 나타납니다. 그래서 많은 유형의 심리적 장해가 정신과 증상으로 간주되어 받아들여져 왔습니다.

3 능력부전(disability)

'능력부전' 역시 세계보건기구에 의하면 '인간에게 정상이라고 간주되는 방식이나 범위 내의 활동을 수행할 수 있는 능력의 제약 혹은 결여' 라고 정의됩니다. 능력부전도 역시 관례적으로 정신과적 증상으로 간주되어 왔습니다. 개인적 수준에서 능력부전의 예는 씻고, 입고, 먹고, 배설에 관계하는 개인적인 자기관리와 생존에 관여하는 일상생활의 평범하고도 필수적인 활동을 포함합니다. 그래서 진단지침에도 능력부전은 포함합니다.

4 지장(handicap)

'지장' 은 세계보건기구에 의하면 '그 개인에게 정상이라고 할 수 있는 역할의 수행을 방해하거나 제약하는 불이익'

이라고 정의됩니다. 그러나 사회적 지장은 문화에 의해서 막대한 영향을 받을 수 있는 장해나 능력부전의 결과를 가리키므로 지장은 진단명을 내리는 기준의 필수조건에 사용되지 못합니다.

장애인

장애인복지법에서는 '장애인'을 '신체적 · 정신적 장애로 오랫동안 일상생활이나 사회생활에서 상당한 제약을 받는 자'라고 정의하였습니다.

대통령령으로 정하는 장애의 종류 및 기준은 크게 신체적 장애와 정신적 장애로 나눕니다.

'신체적 장애'란 주요 외부 신체 기능의 장애, 내부기관의 장애 등을 말합니다. '정신적 장애'란 발달장애 또는 정신질환으로 발생하는 장애를 말합니다. 정신적 장애에는 지적장애, 정신장애 및 발달장애(자폐증)로 세분됩니다. 지적장애는 지능지수가 70 이하인 경우이며, 발달장애는 소아자폐증이나 자폐성 장애를 말합니다.

'정신장애' 는 정신분열병, 분열형 정동장애, 양극성 정동장애 그리고 반복성 우울장애가 포함됩니다. 〈국제질병분류 제10판(ICD -10)〉에 따른 진단 중에 반복성(재발성) 우울장애가 있으나 모두 정신장애로 해당되지 않으며 최소한 1년 이상 성실하고 지속적인 치료에도 불구하고 호전의 기미가 거의 없을 정도로 장애가 고착되었다고 판단되는 경우에 해당합니다.

장애인복지법의 목적은 "장애인의 인간다운 삶과 권리보장을 위한 국가와 지방자치단체 등의 책임을 명백히 하고, 장애발생 예방과 장애인의 의료 · 교육 · 직업재활 · 생활환경개선 등에 관한 사업을 정하여 장애인복지대책을 종합적으로 추진하며, 장애인의 자립생활 · 보호 및 수당지급 등에 관하여 필요한 사항을 정하여 장애인의 생활안정에 기여하는 등 장애인의 복지와 사회활동 참여증진을 통하여 사회통합에 이바지함을 목적으로 한다" 고 되어 있습니다.

감정(emotion), 정동(affect), 기분(mood)

1 감정(emotion)

감정은 정상적일 수도 있고 우울(depressed)할 수도 있고 고양(elated)될 수도 있습니다. 즉 이별이나 사별 또는 어느 사건으로 인하여 발생하는 느낌이나 감정을 말합니다. 그래서 감정반응(emotional reaction)이라고 정의하는 게 맞는 표현일 겁니다.

시각(time) · 장소(place) · 사람(person)에 대한 감정반응의 예를 들면 '난 아침 새벽 공기를 가르며 운동할 때 너무 상쾌한 기분이야', '어느 날 일찍 눈이 뜨여 일어나 창밖을 보니 하얀 함박눈이 내리고 온 세상이 도화지처럼 깨끗하게 변해 있어서 마음까지 환해지는 느낌이야', '난 저 사람만 보면 괜히 기분 좋아져' 하고 느낄 때가 있습니다. 그리고 가족의 사망으로 인해 슬픈 감정을 애도반응(grief reaction)이라고 합니다. 일시적으로 끝나지 않고 지나칠 정도로 길어지면 기분의 변화로 기분장애인 우울증으로 말할 수도 있습니다.

감정의 사전적 의미를 찾아보면, 우리가 시시때때로 직면한 일, 사건에 대하여 그때그때의 순간적 느낌을 말합니다. 직면한 사건이 시각일 수 있고 장소일 수 있으며 대상일 수도 있습니다.

'찌는 듯한 폭염의 8월 정오에 무더운 느낌(feel)', '선선한 바람을 느끼는(feel) 느티나무 그늘 아래' 그리고 '저 사람 만나면 일이 잘 풀리는 것 같다' 라는 느낌을 표현하는 경우가 그 예들입니다.

감정은 본인도 잘 알아채지 못하는 가운데 신속하게 지나가 버리는 시간적인 찰나의 감정일 수도 있고 조금은 길어질 수도 있습니다.

2 정동(affect)

감정의 외적 표현을 말합니다. 어느 사건으로 인해 나타나는 감정이 외적으로 표현되는데 앞에서 언급된 순간적인 감정이 사건과 관련하여 일시적이지 않고 비교적 지속적인 외적 감정상태를 말합니다.

사전적 의미를 찾아보면, 정동(情動, affect)이란 기분이나 정서와 유관한 심리적 측면을 말합니다. 이와 관련하여 극단적으로 우울하거나 기분이 고조된 상태를 특징적으로 나타내는 장애를 정동장애라 합니다. 이에 해당하는 장애로는 우울증(憂鬱症), 조증(躁症), 조울증(躁鬱症) 등이 있습니다.

3 기분(mood)

지속적인 내적 감정상태를 말합니다. 반복되지만 순간적 감정상태가 지속적으로 외적인 표현이 정동이라면 지속적으로 내적인 감정이 기분이라고 말할 수 있습니다. 그러나 정동이나 기분은 거의 같은 용어로 사용해도 무리가 없을 것으로 생각합니다.

사전적 의미를 찾아보면, 일반적으로 감정이나 정서가 어느 사건에 대하여 반응적이며 일시적이고 강한 것을 가리키는 것인데 비하여 기분은 수 시간, 수 일간 또는 그 이상 길게 지속되며 덜 강한 느낌을 말합니다.

정신과 영역에서는 환자를 파악하기 위해 증상을 표현할 때는 감정반응과 기분상태를 기술합니다. 인격은 '지속적이고 반복적인 언행' 을 말하므로 일시적으로 보여지는 그 사람의 언행을 말하지 않습니다. 그래서 인격을 이야기할 때는 기분상태를 표현해줍니다.

기분장애, 정동장애

〈정신적 장애의 진단 및 통계요강 제4판(DSM-IV)〉 기준에 의한 정신질환 분류는 기분장애라고 대분류에 속해 있으며 정동장애라고도 같은 의미로 함께 사용합니다. 기분장애는 우울, 고양된 기분상태가 지속적으로 나타나는 인간의 내적 감정상태의 장애를 정신병리로 보는 질환군이며, 그 안에 우울증과 조증이 있습니다.

조증도 우울증과 같이 증상을 표현하는 임상양상의 용어이자 일반 용어로서 진단명으로 사용하지만, 〈정신적 장애의 진단 및 통계요강 제4판(DSM-IV)〉이나 〈국제질병분류 제10판(ICD-10)〉에서나 법적 또는 정신의학적 관점에서는 정확하게 사용되어지는 진단명은 아닙니다. 이 두 임상

양상이 각각 또는 주기적으로 병행하여 나타나는 증상의 중한 정도나 증상의 발현된 기간에 따라서 정신과 전문의는 우울증과 조증으로 나누어 진단합니다.

우울장애, 우울증

이 책에서 언급하고 있는 '우울증' 이라는 용어는 일반적으로 조증과 구별되어 반대적 증상을 총칭하여 임상양상을 뜻하기도 하고, 또는 진단명으로 통틀어 이야기하는 용어이기도 합니다.

여기서는 기분장애 안에 우울장애를 나타내는 여러 가지 형태의 진단을 '우울장애' 또는 '우울증' 으로 표현하려고 합니다.

우리가 알아보고자 하는 우울증은 주요우울장애와 기분부전장애의 진단명으로 나누어지며, 두 질병에 대해서는 뒤에서 자세히 얘기하려고 합니다.

양극성 (정동)장애, 조증, 우울증

양극성 정동장애는 〈정신적 장애의 진단 및 통계요강 제4판(DSM-IV)〉의 기분장애 안에 우울장애와 대별되는 진단명으로 우울장애처럼 여러 가지 형태의 진단명으로 나눌 수 있습니다.

조증 삽화를 주증상으로 하여 나타나지만 우울 삽화가 교대로 나타나기도 하여 흔히 '조울증' 이라고 말합니다. 조증과 우울증이라는 양쪽의 극단적인 기분장애라고 하여 '양극성 장애(bipolar disorder)' 라고도 말합니다. 조증 삽화가 나타나면 양극성 장애 조증 삽화, 우울 삽화가 있으면 양극성 장애 우울 삽화라고 진단을 내립니다.

이에 반해 우울증은 조증 삽화가 없이 우울 삽화라는 한쪽 극단의 증상만을 나타내어 '단극성 우울장애' 라고 부르기도 합니다. 하지만 현재는 잘 사용하지 않는 용어입니다.

02 우울증이란?

누구나 경험하는 흔한 질환

우울증이란 우울감이나 슬픈 감정들을 일상생활에서 흔히 느낄 수 있으며 주로 일상생활에서의 실망, 가까운 친지의 죽음, 별거 등과 같은 상실과 관련되어 있습니다.

우울증은 일시적으로 우울한 기분이나 의지가 약해서가 아니며, 또한 자신의 의지로 좋아지는 질병이 아닙니다. 치료를 받지 않으면 증상은 몇 주, 몇 달 혹은 몇 년간 지속될 수 있습니다. 그러나 적절한 치료를 하면 우울증의 80% 이상이 호전될 수 있습니다.

우울증 발병률이란 특정 시기에 주요우울증에 걸릴 사람을 백분율로 나타낸 것으로 30% 전후라고 합니다. 또한 일생 동안에 우울증에 걸릴 확률은 약 6분의 1이라고 합니다. 그만큼 누구나 경험할 수 있는 흔한 질병입니다. 그러나 우울증으로 인해 개인적인 삶의 질 저하를 비롯해 가족 구성원 모두에게 악영향을 주고, 기업에도 업무효율성 저하를 가져오며, 국가적으로도 엄청난 경제적 비용의 손실을 주는 심각한 질환입니다.

이처럼 우울증은 치료하지 않으면 일상생활을 어렵게 하는 심각한 질환이지만 제때 치료하면 나을 수 있는 질환이기도 합니다.

우울한 기분과 우울증은 다른가? 03

증상 지속기간으로 감별

우울한 기분

그 누구도 항상 평상심을 유지할 수 없습니다. 하루 혹은 일주일에 몇 번씩 기분이 좋았다, 나빴다 하는 변화는 정상적인 것이며 그 변화의 정도가 크지 않습니다. 그러나 가까운 사람의 사망, 이혼과 같은 상실, 실패나 좌절을 경험하면 일상적인 수준 이상으로 기분이 저하되고 슬픔을 느끼게 됩니다.

하지만 '우울한 기분'은 재난에 대한 반응으로 이해할 수 있을 정도로, 우울한 감정의 정도가 가볍고 지속기간이 짧습니다. 그래서 개인의 사회적 · 업무적 기능에 손상을 주지 않거나 준다고 해도 미미합니다. 여행이나 운동을 통하여 기분전환을 하거나 주변 사람들의 격려나 정서적인 지지로 안정되고, 시간이 지나면 대부분 정상수준으로 좋아지게 됩니다.

우울증

우울증은 삽화적으로 나타나며 일년 내내 또는 하루 종일 우울한 것은 아닙니다. 물론 심해지면 매일 우울한 감정에서 벗어나지 못하고 그로 인해 일상업무를 전혀 할 수가 없습니다. 우울증은 정상반응이 아니라 치료하지 않으면 몇 달, 몇 년이라도 지속되고, 스스로 극복하기 어려우며, 최악의 경우 자살에 이르게 될 정도로 심각한 질환입니다. 반드시 정신과적 치료가 필요한 질환입니다.

우울증 환자의 표현을 빌리면 이렇습니다.

"전에는 하루 이틀이면 기분이 좋아졌는데 요즘에는 2~3주로 길어져 아마도 우울증 같습니다. 전에는 무지 활발했는데 요즘은 하루 종일 집에서만 지내고 친구들이 전화해도 받지 않고 부모님이 밥 먹으라고 하는 것도 잔소리로 들리고 싫어 짜증이 납니다. 인터넷 검색을 해서 우울증 자가 검진을 해보니 점수가 높아 우울증 같아서 정신과에 진료를 받아보려고 왔어요."

이처럼 증상의 정도가 심하고 증상의 기간이 길며 사회적 기능이 손상될 정도이기 때문에 반드시 치료가 필요한 것입니다.

04

우울증은 무엇 때문인가?

여러 가지 요인들이 작용하여 발병

우울증은 왜 생기는 걸까요? 결론적으로 말하면 아직까지 그 원인을 정확히 모르고 있습니다. 우울증 발병원인은 생물학적 요인, 유전적 요인, 심리 · 사회적 요인의 세 가지가 있는데, 이 요인들이 서로 복합적으로 작용하여 우울증이 생깁니다. 다만 이들 인자들이 언제, 얼마나, 어떻게 상호작용을 하여 우울증을 발병하게 하는지 분명한 원인결과를 알지 못한다는 의미입니다.

그러므로 한 개인이 우울증에 걸렸을 때 그 원인을 어느 것 하나에만 단정하지 말고, 세 가지 요인이 어떻게 상호작용을 하였는지를 파악해 보아야 합니다. 그래야 추정되는 원인에 따라서 치료방법도 그 원인에 맞게 선택할 수 있습니다.

생물학적 요인

먼저 중추신경계에서 신경전달물질인 세로토닌 또는 노르에피네프린 등의 생화학물질의 감소가 우울증의 가장 큰 원인입니다.

이러한 이유로 마음이 약해서 또는 의지가 약해서 생긴 질병이 아니라 '뇌질환' 이라고 단정을 지어 말하기도 합니다. 치료 역시 반드시 항우울제 투여로 외부에서 부족한 신경전달물질을 보충해 주어야 합니다.

오늘날 이러한 신경전달물질 체계의 밸런스 이상을 항우울제로 교정함으로써, 우울증을 80%이상 성공적으로 치료하고 있습니다. 심리 · 사회적인 원인에 의하여 우울증이 발생했다고 하더라도 결국은 뇌의 신경전달물질의 밸런스가 파괴되므로 우울증 치료에는 항우울제를 사용하게 됩니다.

두 번째는 신경호르몬의 조절 이상으로 온다고 하며, 세 번째는 수면 리듬의 이상이나 계절의 변화에 따라서 옵니다.

마지막으로는 뇌를 구성하고 있는 구조물의 이상으로 우울증이 생깁니다. 전두엽 부위에 기능적 · 구조적 저하가 있다고 말하기도 하나 반드시 그것 때문이라고는 말하지 않습니다. 결국 우울증이 있으면 뇌의 구조적인 이상이 있다고 단정지어 말하지 못하며 반드시는 아니지만 뇌의 기능적인 저하가 있을 수도 있다고 말합니다. 교통사고나 산업재해로 인하여 뇌 손상을 받으면 우울증이 올 수 있으므로 간과해서는 안 됩니다.

유전적 요인

우울증이 유전적 원인에 의하여 발생할 수 있지만 아직

명확히 밝혀진 것은 없습니다. 우울증에 걸린 환자의 상당수에서 가족력이 있는 경우가 있습니다. 이는 유전적으로 우울증에 취약한 개인이 있다는 뜻입니다. 분명한 것은 우울증에 유전적인 성향이 있다고 해서 우울증이 유전병이라는 뜻은 결코 아닙니다. 설사 가족 가운데 우울증 환자가 있다고 해서 자신이 꼭 그 병에 걸린다는 뜻은 아닙니다.

쌍생아 연구에서 우울증이 유전적 영향이 있다는 증례는 있습니다. 유전자가 같은 일란성 쌍생아의 경우 둘 중에 어느 한 아이가 우울증이라면 다른 아이도 우울증이 걸릴 확률이 50%입니다. 이란성 쌍생아의 경우에는 어느 한쪽이 우울증에 걸리면 다른 아이도 우울증에 걸릴 확률이 25% 정도로 일란성의 절반 정도에 해당합니다.

결론적으로 앞서 언급했듯이 우울증은 '유전병' 이라고 말하기 어려우며 다만 가족력이 있다고 말할 수 있는 정도입니다. 유전병이라고 하면 유전자의 변형으로 오는 질병으로 치료하는데 결코 쉬운 일이 아닙니다.

심리 · 사회적 원인

1 상실(loss)

배우자 죽음이나 이별 등의 생활사건으로 인하여 발생하는 '대상의 상실(loss of object)' 에서 우울증이 생기는 경우가 많습니다. 특히 발병 전 11세 이전에 부모를 잃은 경우에 성인이 되어 우울증에 걸릴 위험이 훨씬 높습니다.

어릴 때 성장과정에서 부모 이혼이나 사망으로 인하여 '상실' 을 경험한다고 모두 그렇지는 않습니다. 어릴 때 상실을 경험하지 않은 대부분의 사람들은 일시적인 상실감으로만 단기적으로 '우울한 기분' 정도로 끝납니다. 그러나 어릴 때 상실이 마음의 상처로 남게 되었을 경우에 성인이 돼서 그와 비슷한 상실을 경험할 때 보통 사람보다 훨씬 더 큰 상실로 주관적으로 받아들여지기 때문에 우울증이 올 수 있습니다.

또한 사업 실패, 실망, 가정불화, 대인관계 갈등 등의 생활에서 오는 심리적 스트레스가 원인이 되어 우울증이 올 수도 있습니다.

[사례] 50대 초반의 혼자 사는 남자

비교적 말쑥한 차림의 50대 초반 남자분이 오자마자 눈물을 보이며 이렇게 하소연을 했습니다.

"우울증인지 그렇게 의욕이 없고 쓸쓸하고 외롭고 서글프고 지구상에 혼자 있는 듯한 느낌입니다. 밤새 잠 못 이루고, 자다가도 몇 번씩 깨곤 합니다. 여자도 흥미 없고, 코미디 프로를 좋아했는데 그것도 재미 없고, 어디 가는 것도 싫습니다."

그는 죽는 게 두렵지는 않지만 친구 빚보증 때문에 죽지도 못 한다면서 한탄을 했습니다. 그는 26세 때 한 여인을 만나 결혼을 하려고 했으나, 여자 집안에서 반대하는 바람에 헤어지게 되었다고 합니다. 그 여인이 다른 데로 시집을 가버린 후, 그는 다른 여자를 소개받기도 하고, 관심을 갖고 다가오는 여자도 있었으나 마음을 열지 못했습니다.

결국 그는 결혼을 포기하고 어머니와 둘이서 지금까지 살아왔는데, 어머니가 돌아가시고 나서 외로움이 밀려오고 우울해졌다고 합니다. 그 당시엔 싫었지만 '결혼을 할 것을……' 라고 후회가 들기도 한다고 합니다.

2 인격적 요인

의존적이거나 꼼꼼하거나 과시적인 성격의 사람들이 우울증이 생기기 쉽습니다. 의존적 성격은 자신의 속마음을 누구에게도 털어놓지 못하고 혼자 고민하고 밤새 소설을 몇 권 쓸 정도로 자기 생각에 빠져 있습니다. 누군가와 대화해보면 실제로 별거 아닌 일을 가지고 혼자서 엄청난 고민을 합니다. 누구한테라도 의지, 의존을 해야 하는데 그렇게 하지 못하기 때문에 술이나 약물에 의존할 수 있어 알코올 및 약물 오남용에 빠질 우려가 있습니다.

꼼꼼하고 완벽주의적인 강박적 성격도 우울증이 잘 올 수 있습니다. 뭐든지 완벽하게 해야 하는데, 뭐든지 내 손으로 직접 다 처리해야 하는데……. 이렇게 스스로 엄격한 자기 기준에 얽매여 자신을 힘들게 합니다. 평소에는 잘 지내다가도 사고나 신체적인 질병으로 입원하거나 평소 스스로 해오던 일을 못하게 되면 스트레스를 받아 우울증이 옵니다.

가정적인 영향으로 우울증이 올 수도 있습니다. 가정 분위기가 거절적인 가정, 학대하는 가정, 매우 의존적인 가정일 경우 우울증이 발생할 가능성이 높습니다.

[사례] 30대 중반의 여교사

종합병원 정신과에 근무할 때입니다. 중학교 선생님이 우울증으로 입원을 하였습니다. 원인을 보니 완벽주의의 강박적 성격으로 자기가 정해놓은 높은 기준에 도달하지 못한 데서 오는 좌절감이었습니다.

그 선생님은 담임을 맡은 반 아이들의 성적이 같은 학년 중에 늘 1등을 해서 다른 반 선생님들의 부러움을 받아왔습니다. 그런데 한편으로는 내심 늘 걱정이 많았습니다. 항시 시험기간만 되면 학생들만이 아니라 담임으로서 우리 반 아이들이 시험을 잘 봐야 할 텐데 하며 노심초사하며 지냈습니다.

그 선생님은 다른 선생님의 즐거운 모습이 오히려 이해가 안 갔다고 합니다. 10개 반 중에서 매번 꼴찌를 해도 늘 싱글벙글 웃음이 떠나지 않아 한편으로는 부러우면서도 속으로는 꼴찌하는 주제에 뭐가 그리 좋은가 비웃기도 했다고 합니다.

그러던 어느 날 반 성적이 2등으로 떨어지자 자존심이 상하면서 결국 우울증이 생기게 된 것입니다. 그리고 의욕이 저하되어 도저히 수업을 할 수 없어 입원하게 되었습니다.

3 정신분석적 요인

정신분석적으로 우울증은 평소 가지고 있던 분노, 화가 외부로 표출되지 못하고 자신에게로 향할 때 나타날 수 있습니다. 그리고 자존감이 낮고 자기 비하를 하는 특징을 가지고 있습니다.

우리들이 흔히 아는 의부증, 의처증 같은 망상장애나 인격장애 환자는 분노 표출을 외부에 하게 됩니다. 내 탓이 아니고 남의 탓을 하는 경우입니다. 누구라도 가질 수 있는 분노나 화를 적절하게 표출해야 하는데 지나치게 밖으로 향하면 인격장애나 망상장애가 될 수 있습니다.

이와 반대로 지나치게 내부로 향하면 우울증이 발생할 수 있습니다. 이런 사람들의 성격적 특징이 병적으로 완벽하고 과대적 이상을 지니고 있으며, 자기가 처한 현실에 대하여 매우 불만족스럽게 여기며, 자기 열등감과 자기 비하 및 자기 체벌적인 경향이 많습니다.

4 좌절의 반복된 학습

동물들을 피할 수 없는 고통에 반복 · 노출시키면 나중에는 피할 수 있는 상태가 되어도 포기하고 피하려 하지 않는 반응을 보이는데 이를 '학습된 무기력' 이라고 합니다.

우울증 환자 중에는 이렇게 조그만 실패나 좌절을 당하면 그것을 딛고 일어서려고 하기보다는 쉽게 자포자기에 빠지는 사람이 많습니다. 이런 우울증 환자에게 가족이나 주변에서는 '너는 왜 그것도 못하냐, 의지가 약하다, 왜 약에만 의지하냐' 며 비난하기 쉽습니다. 이것은 우울증 환자에게 병을 더 주는 격이 됩니다.

5 인지적 요인

모든 일을 부정적인 사고방식으로 받아들이고 대처하는 경우를 말합니다. 어렸을 때 겪은 부정적인 경험이 남아있어서 자신에게 일어나는 모든 일을 부정적으로 해석합니다.

인간은 인격 형성에 과거의 '경험' 이 매우 중요하며 경험한 일들이 마음 저편 무의식 속에 차곡차곡 쌓이게 됩니다. 그런 과정 속에서 논리적 오류가 발생하여 전반적으로 '부정적인 사고의 틀' 이 형성됩니다.

자신에 대하여, 자신이 처한 환경에 대하여 그리고 자신의 미래에 대하여 부정적 시각을 갖게 됩니다. 자신을 남들과 비교하여 열등감을 가지며, 세상에 살 가치가 없다는 무가치감, 모든 것을 내 탓으로 돌리는 지나친 죄책감을 갖습니다. 주변 환경이 자신에게 모두 불리하게 돌아가며 누구도 자신을 도와주지 않는다고 생각합니다.

그렇다 보니 미래가 어둡고 절망감에 빠져 있기 쉽습니다. 이런 인지적 왜곡을 인지행동치료를 하며 긍정적으로 바꾸어주면 우울한 기분이 밝아질 수 있습니다.

우울증을 일으킬 수 있는 신체질환과 약물들

1 심혈관계

심근경색 발생비율이 정상인에 비해 우울증 환자가 5배 높다고 보고된 바 있습니다.

2 소화기계

우울증에서는 소화기계 증상이 너무도 흔하고 식욕 저하

나 폭식 증상이 동반되기 때문에 우울증 때문에 발생된 증상인지, 소화기계 증상이 있어 우울증이 발생한 것인지 구별하기 어려운 경우가 있습니다.

임상 경험으로 보아 우울증의 한 증상인 신체증상이 소화기계의 증상으로 흔히 동반되기 때문에 우울증의 한 가지 증상으로 보는 게 좋을 듯합니다. 실제 치료에서 소화제를 처방하지 않아도 항우울제로도 소화 기능이 호전됨을 볼 수 있습니다.

3 만성질환

고혈압, 당뇨, 퇴행성 관절염, 만성 폐질환, 수면무호흡증, 만성 췌장염 같은 만성질환이 우울증과도 밀접하게 연관되어 있습니다. 고혈압이나 당뇨 같은 만성적인 내과질환 또는 퇴행성 관절염 등의 외과적 질환을 앓고 있으면 우울증이 정상인에 비해 잘 생깁니다. 그리고 우울증이 동반되면 혈압, 당뇨 조절이 잘 안 되고 관절염의 통증이 더 악화되기도 합니다.

4 신장계

헌팅턴병(Huntington's disease), 뇌종양, 다발성 경화증 등에서 우울증이 잘 발생한다고 합니다. 특히 신부전증으로 혈액투석이나 복막투석 중인 환자들에게 우울증이 정상인에 비해 호발되어 진료실을 찾는 경우가 많습니다. 우울증 치료를 병행하면서 심리적 · 정서적 안정과 숙면을 취하면 신부전증 증상의 안전화에 도움을 줍니다.

5 기타

췌장질환, 갑상선 기능저하증, 갑상선 기능항진증, 부갑상선 기능항진증, 류머티스 관절염, 각종 암환자(특히 화학요법을 받고 있는 환자), 식사습관장애, 흡수장애, 단백질 및 비타민(B) 결핍증과 같은 영양장애 등에서 우울증이 호발한다고 보고되어 있습니다.

최근 교통사고나 산업재해로 인한 뇌손상, 치매, 뇌경색 등으로 인한 중풍, 파킨슨병(Parkinson's disease) 등에서도 우울증이 동반되는데 원인이 되는 신체질환 치료에만 급급한 나머지 우울증 치료 시기를 놓치는 경우가 많습니다.

6 약물에 의한 우울증

치료약물로는 고혈압 약 등 심혈관계 약물, 스테로이드 호르몬, 피임약, 식욕감퇴제, 항생제, 항암제, 진통소염제, 항파킨슨약물, 항경련제 등이 우울증을 불러올 수 있습니다. 또한 술과 진정제, 아편 등의 약물을 남용하게 되면 우울증이 발생할 수 있습니다.

2부
우울증 더 깊이 들여다보기

01

어떤 증상을 보이는가?

기분에 따라 다양하게 나타나는 증상

우울증은 여러 가지 증상 복합체로, 하나 이상 중복되어 나타납니다.

흔히 우울증 하면 기분의 저하만 생각하기 쉬운데 우울한 기분 이외에도 정서적 증상, 심리적 증상, 수면 및 식사 문제, 정신운동성 증상, 집중력 저하, 신체적 증상, 사고(thought)장애, 지각(perception)장애 등이 나타날 수 있습니다. 지금부터 우울증의 증상에 대해서 좀더 상세하게 살펴보겠습니다.

정서적 증상

정서적으로 우울한 기분이 대표적 주증상입니다. 우울증은 우울하고 슬프고 침체된 기분을 느낍니다.

흥미나 즐거움이 감소되어 무슨 일을 해도 재미가 없으며, 그동안 재미있게 봐오던 드라마도 눈에 들어오지 않습니다. 평소 즐기던 등산이나 운동, 컴퓨터 게임들이 다 귀찮아집니다.

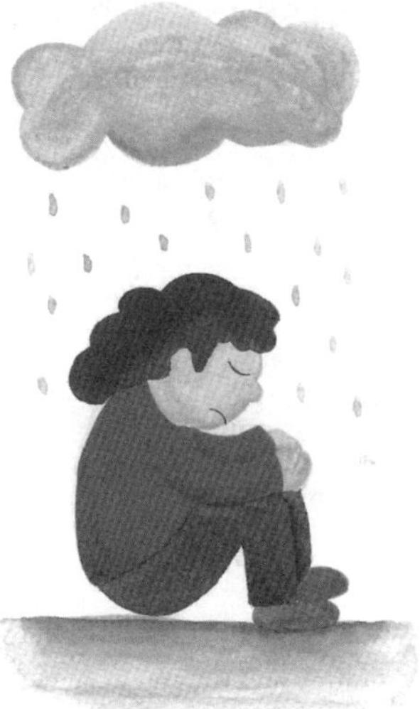

심리적 증상

심리적으로 삶의 의욕이 없고, 자기 인생에 대해 비관적으로 생각하고, 어려운 문제를 해결하고 적응해 나갈 자신이 없다고 느낍니다. 아무것도 할 수 없다고 자기를 비하하며, 지나치게 죄책감을 느끼고, 자신을 쓸모없는 인간이라고 느끼게 되면서 자살 사고 및 자살 기도를 하게 됩니다.

아주 간단한 결정조차도 내리기 힘들어하며 우유부단한 모습을 보입니다. 매사에 의욕이 없고 움직이기 싫어하며 지나치게 자신을 억압과 억제를 하고 양보하게 됩니다.

수면 문제

수면장애에는 불면증을 호소하며 잠들기 어려운 입면장애, 깊은 잠을 못 자고 자다가 자주 깨는 중기 불면, 새벽에 빨리 깨는 말기 불면이 있습니다.

대부분 자고 나도 개운하지 않으며 잔 것 같지 않아서 오전까지도 누워 있게 됩니다. 이런 모습에 가족들이나 주변에서는 게으르다고 환자를 비난할 수 있습니다. 5시간이라도 깊은 잠을 자야 하는데 깊은 숙면을 취하지 못하니까 누워 있는 시간만 길어져 그렇게 보일 수 있습니다. 비전형적인 우울증에서는 과다 수면이 나타날 수 있습니다.

수면뇌파검사(다원수면기록)를 해보면 우울증 삽화가 있는 외래환자의 40~60%와 입원환자의 90%에서 이상소견을 보일 수 있습니다. 이 경우 음주는 절대 금물입니다. 술에 취해 잠이 잘 드는 것으로 생각되지만 실제는 알코올이 깊은 숙면을 방해합니다. 그래서 자고 나도 아침에 개운한 느낌이 없고 계속 누워 있고 싶은 마음이 듭니다.

식사 문제

식욕이 저하되고 소화가 안 되어 식사를 못합니다. 장기간 지속되어 체중이 감소되면 생명에 치명적일 수 있으며, 가지고 있던 신체질병이 악화될 수 있으므로 내과적인 검진이 반드시 필요합니다.

비전형적인 우울증 타입으로 계절성 우울증에서는 오히려 과식과 체중 증가를 보이며 그로 인한 스트레스로 폭식과 비만의 악순환이 일어납니다. 이때 우울증을 간과하고 비만치료만 하면 호전되지 않고 요요현상이 반복되어 우울증과 비만은 더 악화됩니다.

정신운동성 증상

정신운동이란 기억력, 집중력, 판단력, 언어적 이해, 표현력 등 전반적인 사고 기능의 활동을 말합니다. 정신운동성 증상이 나타나는 형태에 따라서 우울증의 형태도 달라집니다.

1 지연성 우울증(retarded depression)

지연성 우울증은 행동이 느리고 지연되며 처진 모습을 보입니다. 사고력도 저하되어 학습이나 업무에도 지장을 초래합니다. 일반인이 보면 학생의 경우에는 공부를 하기 싫어하고 주부의 경우에는 게으른 것처럼 보일 수 있습니다.

2 초조성 우울증(agitated depression)

초조성 우울증은 지연성 우울증과 달리 불안, 초조, 긴장, 좌불안석, 안절부절못하는 모습을 보입니다. 이 두 타입이 대조적인 모습을 보이므로 항우울제 선택이 달라집니다.

많은 사람들이 항우울제를 먹으면 졸립기만 해서 일을 할 수 없다는 잘못된 편견을 가지고 있습니다. 항우울제 중에는 졸림을 일으키는 약과 반대로 졸립지 않은 약이 있습니다. 지연성 타입은 졸립지 않고 자극을 주는 항우울제를 선택 처방하고, 초조성 타입은 불안을 가라앉히기 위하여 졸리는 항우울제를 처방하게 됩니다.

집중력 저하

주의력과 집중력이 떨어지고 텔레비전을 봐도 머리에 들

어오지 않는다고 호소합니다. 먼 산 바라보듯 멍하니 있는가 하면 누가 불러도 바로 대답 못하고 뭐라고 했는지 되묻곤 합니다. 책을 봐도 눈으로는 보고 있는데 책을 덮으면 하나도 기억나는 게 없다고 합니다.

주부들은 가스 불에 냄비 올려놓고 잊어버려 홀랑 태우기도 하며, 텔레비전 리모콘을 손에 쥐고서 찾느라고 온 방을 다 뒤지고, 핸드폰을 냉장고에 넣어 두고 찾는 등 여러 형태의 건망증을 호소합니다.

중요한 문제는 우유부단해진다는 점입니다. 현실 판단력이나 사고력이 저하되어 중요한 의사 결정을 할 때 어려움을 호소합니다.

특히 사업하는 분들에게는 중요한 문제입니다. 사업 진로를 두고 결정해야 하는데 우울증이 오면 자신감도 없고 정리하고 싶은 마음에 헐 값에 회사를 넘겨주기도 합니다. 이후에 병원에 와서 치료하고 호전되면 잘못했던 판단으로 2차 우울증이 오기도 합니다.

직장인의 경우에는 업무 효율이 떨어지고 잦은 결석으로 상사에게 눈치 보이고 동료에게도 미안한 생각에 사표를 내던지고 맙니다. 이 역시 나중에 호전되면 취업도 안 되고 직장도 없는 처지에 놓이고 맙니다.

신체적 증상

두통, 요통, 근육통, 흉통, 손발 저림, 어지러움, 이명, 호흡곤란, 가슴 답답함, 소화불량, 연하곤란(삼킴장애), 오심, 구토, 변비, 설사 등 다양하고 애매모호한 신체 증상을 호소합니다. 내과나 외과 의사가 보면 검사상에서 아무런 이상 소견을 보이지 않는데도 불구하고 여기저기 불편하다고 호소합니다. 호소가 늘어날 때마다 대증요법(증상에 따른 처방요법)으로 약이 점점 늘어나게 되고 그러다 보면 약의 양이 거의 한 주먹에 이릅니다.

신체적 증상은 뭐든지 다 나타날 수 있으며, 애매모호하고 전신을 돌아다니는 특징이 있습니다. 그렇기 때문에 우울증 환자가 호소하는 증상과 내과 의사가 진찰하며 내려지는 진단명이 전혀 맞지 않거나 정도가 지나친 경우가 생기는 것입니다.

예를 들면 소화가 안 된다고 호소하는 환자가 있습니다. 내과나 가정의학과 등에서 진료 및 내시경 검사를 받았지만 아무런 이상소견이 없다는 결과가 나왔습니다. 이럴 때 우리는 '신경성'이라고 말합니다. 이 말은 신체적으로 위장에 질환으로서 이상소견이 없다는 것이지 환자가 꾀병을 부린다는 뜻이 아닙니다.

소화불량으로 분명히 환자가 겪고 있는 불편함이 있습니다. 단지 그 원인이 위장에 신체적인 질환이 있어서가 아니라는 것입니다. '신경성'이라는 말은 위장에 기질적인 문제가 아니라 기능적인 문제에서 기인된 것이라는 뜻입니다. 기능적인 문제는 심리적인 스트레스 등으로 인하여 올 수 있으며 심리적인 치료를 해야 좋아집니다.

우리가 흔히 사용하는 말 중에 '속상하다'라는 말이 있습니다. 개인적으로, 가정적으로 또는 직장이나 사회 문제로 스트레스를 받는 일이 발생하면 '속상하다'고 표현합니다. 여러 이유로 식사를 잘못해서 실제로 소화가 안 되거나 쓰릴 때 '속이 쓰리다', '속이 안 좋다'라고 말합니다.

전자에서 '속'은 '마음'을 의미하며 '마음이 상했다'라는 말입니다. 후자는 '위나 위장'을 의미하며 실제로 '소화가 안 되고 위가 쓰리다'는 뜻입니다. 즉 위장 기능과 뇌 기능이 얼마나 유기적으로 엮여 있는지 보여주는 언어적 표현입니다. 실제로 신경전달물질, 스트레스 호르몬, 신경계통의 채널이 연결되어 상호작용을 하고 있습니다.

따라서 '속 쓰리면' 한 번 정도는 신체 질환이 있는지 검진을 해야 하며, 특별한 이상이 없다면 '속 상한 이유'를 정신과 전문의와 자세한 상담을 해봐야 합니다.

사고(thought)장애와 지각(perception)장애

앞의 원인적 측면에서 언급한 바와 같이 성장과정에서 자신에 대하여, 자신이 처한 환경에 대하여 그리고 미래에 대하여 부정적 시각을 갖고 있습니다. 호소하는 증상은 무가치감, 지나친 죄책감, 무력감, 절망감입니다. 또한 죽음에 대한 반복적인 생각을 하며 반복된 자살 사고 또는 신체 증상에 집착하고 건강염려증적 사고로 지나치게 건강에 염려나 걱정을 합니다.

인지행동치료에서 언급하겠지만 우울증 환자는 인지적 왜곡이 되었다고 봅니다. Aron Beck는 사람의 행동과 감정은 내면의 세계가 어떻게 구조화되었는지가 중요하다고 말합니다. 인지는 성장하는 과정에서 경험에 의하여 언어적 및 영상적으로 의식화되는 생각을 말합니다.

우울증 환자의 인지 구조 및 인지행동요법에 중요하게 다루어지는 우울증의 인지적 3요소는 다음과 같습니다.

첫 번째로 부정적 자기 시각으로 자신을 결함이 많고 능력이 부족하며 가치도 없고 세상에 아무도 원하지 않는 존재로 인식합니다.

두 번째로 현재에 대한 부정적 시각으로 자신의 주변을 둘러싸고 있는 환경에 대하여 부정적이고 좌절과 패배만 안겨주고 처벌만 받는 환경으로 받아들입니다.

마지막으로 미래에 대한 부정적 시각으로 자신이 앞으로 살아갈 미래는 비전도, 희망도 기대할 수 없는 고통, 결핍, 실패, 좌절이 반복될 것이라는 부정적 인지를 가지고 있는 사고의 증상입니다.

정신병적 증상

정신병적 증상이 항상 있지는 않지만 주요우울장애에서 동반되기도 하며 망상이나 환각을 호소합니다. 이 정도의 증상을 보이면 정신병적 우울장애로 심각한 수준에 해당되며 반드시 정신과 폐쇄병동에 입원치료를 해야 합니다. 특히 자신이 망상이나 환각이 현실이라고 굳게 믿고 있어서 보호자 동의를 받아 강제적인 입원이 필요할 수 있습니다.

망상은 과학적 증거나 논리에도 불구하고 논리적으로 불합리하거나 모순된 사고내용을 사실이라고 받아들이는 잘못된 신념으로 사고내용장애의 한 형태입니다. 편집증(paranoia), 정신분열병(schizophrenia), 정신병적 우울장애 같은 정신병에서 증상으로 잘 나타납니다.

망상은 정도, 범위, 내용의 일관성 등이 다양하게 나타나며, 가장 흔한 것은 피해망상과 과대망상입니다. 특히 정신병적 우울장애에서는 피해망상, 빈곤망상, 죄책망상, 신체망상 등 주로 부정적인 사고내용을 망상화해서 증상을 보이게 됩니다.

환각은 실제 감각으로 느낄 수 없는 사물이나 사건을 사실로 받아들이는 지각장애의 증상입니다. 환각과 착각(錯覺, illusion)은 둘 다 잘못된 지각을 한다는 점에서는 비슷하지만, 착각은 환각과는 달리 실제의 존재는 사물에 의해 자극되는 것입니다.

환각은 여러 면에서 꿈과 비슷합니다. 사람이 잠이 들면 들어오는 감각정보의 양과 그로 인한 주의의 수준은 가라앉기 시작합니다. 무의식적인 사고가 사람의 의식세계로 침범합니다. 이러한 잠의 효과는 정신적 자극의 양이 매우 감소한 상태인 깨어있을 때도 되풀이될 수 있습니다. 주의가 서서히 감소하지 않고 대신에 극단적인 불안이나 오랜 기간 깨어있어 생기는 강렬한 각성으로 인해 갑자기 무너지게 되면 환각이 일어날 수 있습니다.

02 우울증의 분류

분류하는 개념에 따라 타입이 나뉜다

우울증은 분류하는 개념에 따라서 타입이 나누어집니다. 〈정신적 장애의 진단 및 통계요강 제4판(DSM-IV)〉에서는 증상의 심각성에 따라서 분류하는데, 기분장애는 크게 우울장애와 양극성 장애로 나눕니다. 우울장애는 다시 주요우울장애(major depressive disorder)와 기분부전장애(dysthymic disorder)로 나누어집니다. 주요우울장애는 첫 발병인지, 재발성인지에 따라서 또는 증상의 심한 정도에 따라서 구분되어 진단명 타입이 달라집니다.

〈국제질병분류 제10판(ICD-10)〉에서는 기분(정동)장애를 조증 삽화, 양극성 정동장애, 우울증 삽화, 재발성(반복성) 우울장애, 지속성 우울(정동)장애, 기타 기분(정동)장애, 비특정 기분(정동)장애로 나눕니다.

우울증 삽화는 첫 발병 때 내려지는 진단명으로 증상의 심한 정도에 따라 경도, 중정도, 심한 우울증 삽화로 구분하여 진단되어집니다. 재발성 우울장애는 우울증 삽화가 2회 이상 재발되어 나타날 때를 말하며 증상의 심한 정도에 따라 경도, 중정도, 심한 타입으로 구분되어 진단합니다. 삽화적이지 않고 장기화되면 지속성 우울장애로 진단명이 내려집니다.

증상의 심한 정도를 구분하는 정확한 경계를 정하기는 쉽지는 않습니다. 분명한 경계가 있지 않지만 스펙트럼처럼 연속의 하나로 봐야 합니다. 정신과 진단은 우울증도 마찬가지이지만 증상의 심한 정도와 증상의 발현되는 기간이 얼마인지에 따라서 진단명을 달리 내릴 수 있으며 타입이 달라질 수 있습니다.

〈국제질병분류 제10판(ICD-10)〉에서는 '재발성 또는 반복성 우울장애(recurrent depressive disorder)'와 '지속성 우울장애'로 구분하며 지속성 우울장애 내에 기분부전증이 포함되어 있습니다.

주요우울장애

주요우울장애는 〈정신적 장애의 진단 및 통계요강 제4판(DSM-IV)〉의 주요 우울 에피소드 기준에 따라서 여러 타입으로 진단되어집니다. 주요 우울 에피소드의 필수 증상으로 삽화적으로 오기 때문에 적어도 2주 이상 지속되어야 합니다.

증상의 정도가 심각할 경우에는 망상이나 환각 같은 정신병적 증상을 동반하는 정신병적 우울증(psychotic depression)의 타입으로 분류되기도 합니다.

방송이나 언론에서 흔히 보이는 편견은 우울증 환자의 대부분을 자살하는 환자로 취급하거나 아이를 껴안고 동반자살하는 것으로 보도하는 데서 찾아볼 수 있습니다. 물론

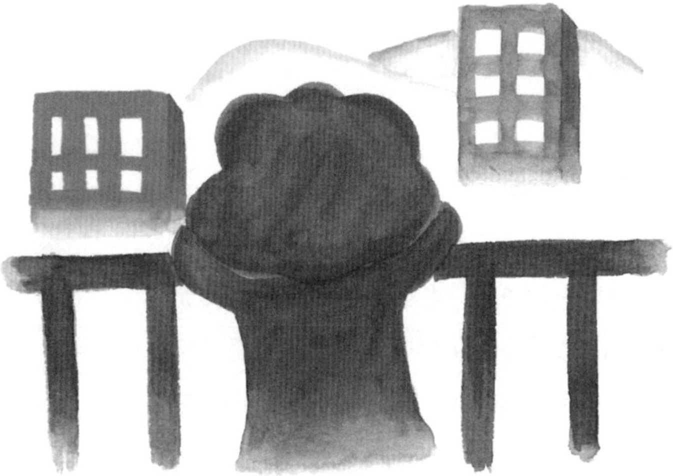

'신경증적 우울증' 환자가 증상이 심해져 자살할 수 있지만, 자살 사고나 자살 기도가 있다면 '주요우울장애'로 우울증 진단명의 타입을 변경해야 합니다.

기분부전증

기분부전증은 두 번째로 흔한 형태로 2년 이상 지속되는 우울증의 비교적 덜 심각한 형태입니다. 증상의 정도는 약하지만 질환을 가지고 있는 이환기간이 길기 때문에, 기분부전증은 사회생활에 심각한 장애를 일으킬 수도 있습니다.

기분부전증을 가진 사람은 우울증 증상 중 2~3개 정도만 갖고 있기 때문에 병의 심각성이 과소평가될 수 있고 제대로 치료되지 않을 수 있습니다. 이 질환은 정도가 심하다고 해도 주요우울장애처럼 망상이나 환각 같은 정신병적 증상을 보이지 않아 '신경증적 우울증'이라고도 말할 수 있습니다.

양극성 우울증

양극성 우울증은 '양극성 장애 우울 삽화'를 말합니다.

우울증과 조증이 주기적으로 나타나는 조울증에서 우울증이 나타나는 시기를 말하지만 다른 우울증보다 흔하지는 않습니다. 간혹 갑자기 기분이 바뀌기도 하나 대개는 서서히 변합니다. 유전적인 영향이 많으며 남녀간에 같은 발병률을 보입니다.

대체로 양극성 우울증의 증상은 주요우울증의 증상과 유사하며 과수면과 식욕 증가 같은 비전형적인 증상도 있습니다. 양극성 우울증의 치료는 기분안정제가 항우울제에 첨가되어야 한다는 점에서 단극성 우울증과는 다릅니다.

계절성 정동장애

계절성 정동장애는 계절적 영향을 받아 발병하는 우울증의 일종으로 겨울에 나빠지고 봄과 여름에 좋아지는 특징이 있습니다. 현재까지의 밝혀진 이유는 겨울에 접어들면서 햇빛 양의 부족 때문으로 보고 있습니다.

이런 우울증의 증상은 에너지 부족으로 기력이 없고 활동량이 저하되며 슬픈 감정을 보입니다. 그리고 대부분의 우울증에서 보이는 식욕 감퇴나 불면증보다는 반대로 식욕 증가로 과식하고 오히려 과다수면을 일으키는 증상을 보인다 하여 비전형적 우울증이라고도 말합니다.

03 우울증의 다른 얼굴들

다양한 가면을 쓰고 있는 우울증

우울증은 발병원인이나 발병시기에 따라, 또는 발병하는 연령에 따라 여러 가지 형태의 이름으로 불려지고 있습니다.

멜랑콜리아(melancholia)

명백히 우울한 기분, 정신운동 지연 또는 격정, 일찍 잠이 깨거나, 즐거움 또는 쾌락이 없으며, 반응이 감퇴되고, 심한 식욕 감소와 체중 감소, 지나치고 심한 죄책감이 특징입니다. 하루 중에 오전에 악화되기도 하며, 원인적으로 반응성이 아닐 때 이를 '멜랑콜리아'라 합니다. 반응성 우울증이라고 하는 것은 우울증을 일으킬 만한 원인이 있어 그 원인으로 인한 반응으로 우울증이 발생했다는 의미입니다.

가면성 우울(masked depression)

가면성 우울증은 감정은 가리워지고 다른 증상만 두드러지는 특징을 가지고 있습니다. 앞에서 언급한 전형적인 우울증의 증상을 보이지 않고 다른 질환으로 진단해야 할 것처럼 나타나기 때문에 '가면성 우울증'이라고 합니다. 신체증상이나 문제행동 등으로 보이고 감정을 표현하지 못하기 때문에 '감정언어표현 불능증(alexithymia)'이라고 부르기도 합니다.

부정적 감정이든, 긍정적인 감정이든 의식 밖으로 표출해버려야 하는데 무의식적으로 억압이 되어 자신의 감정을 느끼거나 표현을 하지 못합니다. 가면성 우울증은 우울증상이 연령층에 따라 감정이 아닌 다른 양상으로 나타날 수 있습니다. 이때 나타나는 증상은 다양한 신체증상, 그에 대한 집착과 건강염려증, 공격성, 반사회적 행동, 알코올이나 다른 약물 남용 등입니다.

1 소아우울증

소아기에 겪는 상실에 따른 우울증에서는 엄마를 잠시라도 떨어져 있지 못하는 이별불안을 보이거나, 유치원이나 학교를 가기 싫어하며, 학교공포증이나 등교 거부까지 보이기도 합니다.

또한 엄마나 자신을 돌봐주는 대리모 또는 특정한 사람에 대한 심한 애착행동을 보이거나, 산만하고 부산스러우며, 행동과잉이나 무감동, 사회적 철수, 학습에 대한 동기 결여, 집중력 및 기억력 저하 등이 나타날 수 있습니다.

유치원이나 초등학교 아동에게는 부모의 이혼, 별거, 사망으로 인한 상실감이 엄청난 충격으로 받아들여질 수 있습니다. 그래서 엄마가 잠시라도 어디에 가려고 하면 떨어지지 않으려고 하는 이별불안을 보이며, 유치원이나 학교를 가지 않으려고 심한 공포감을 보이기도 합니다.

특히 유치원이나 학교를 갈 시간만 되면 복통을 호소하는데 청소년소아과에서도 특별한 신체적 이상소견을 발견하기 어려워 '만성복통증후군' 이라고 증상적으로 말합니다. 아이가 유치원이나 학교를 가지 않고 집에 있게 되면 오전 10시 정도면 곧 복통이 거짓말처럼 사라집니다. 아이는 표정이 밝아지고 신나게 뛰어놀게 됩니다. 이때 엄마가 보면 꼭 '꾀병'처럼 보이기 마련입니다.

그러나 분명한 것은 절대 꾀병이 아니므로 아이를 거짓말 했다고 야단치거나 체벌을 해서는 안 됩니다. 아이에게는 틀림없이 그럴 만한 이유가 있는 것입니다. 그 이유를 차분하게 아이와 대화를 통해서 찾아내거나, 정도가 심하면 소아우울증 가능성을 고려해보고 정신과 상담을 받아볼 필요가 있습니다.

2 청소년 우울증, 고3병, 입시병

사춘기나 청소년기는 신체적 · 정신적으로 폭풍이나 노

도와 같이 폭발적인 에너지가 분출되어지는 시기입니다. 이런 시기에 적절하게 감정 표출을 하지 못하고 억압 또는 억제가 되면 반사회적 행동, 충동적 · 공격적 행동, 법적 문제 행동, 무단 결석, 등교 거부, 가출, 알코올 남용, 약물 남용, 흡연, 성적 문란, 학습에 대한 동기 결여, 집중력과 기억력 저하로 인한 성적 저하까지 나타날 수 있습니다.

[사례] 고등학교 2학년의 남학생

고등학교 2학년에 다니는 아들을 둔 어머니가 지친 얼굴로 진료실을 찾아왔습니다. 아들이 결석을 너무 빈번하게 하여 학교에서는 자퇴를 하라고 권유한다며 고민을 털어놓았습니다. 아들이 학교 가기를 싫어하여 등교 거부를 하고 가출까지 하며, 공부는 전혀 안하고 짜증만 부린다고 합니다.

정신과에서 우울증이라고 진단서를 해 가지고 병가 처리를 했더니, 학교에서는 우울증이 거짓말이라며 정신을 못 차려서 그런다고 흠씬 두들겨주었다고 합니다. 그 후로 학교를 더 가기 싫어하는데 어떻게 해야 아들을 학교에 다니게 할 수 있을지 걱정했습니다. 그리고 지금 정신과 진료를 받고 있습니다.

이런 예는 임상에서 매우 흔하게 접하는 일입니다. 사회적으로 지도자적 위치에 있는 사람들조차도 잘못된 편견이나 인식으로 청소년의 정신건강에 지대한 악영향을 미치는 현실이 안타깝습니다.

최근 청소년 우울증에 대해서 매스컴이나 청소년을 다루는 여러 기관에서 발표되는 문헌에 자주 나오곤 합니다. 그래도 청소년과 관련되어 있는 분야에서는 이런 청소년을 알고 대처하지만 아직도 청소년들과 직접 생활하고 있는 가정의 부모님이나 학교 선생님은 심한 정신병으로 오인하거나, 가벼운 문제로 치부해버리기도 합니다.

청소년 우울증은 감정적으로 불안정하며 신경질적이고 사소한 일에 짜증을 잘 내고, 매사에 이유를 달거나 말을 하지 않고 상대방을 화나게 합니다. 지나치게 자신의 건강을 걱정하고 두통, 만성 복통이나 소화불량 등의 애매모호한 신체적 증상을 호소하며 내 · 외과적 진료가 잦은 경우도 있습니다. 무단 결석이나 지각, 학교 가기를 싫어하고 게으른 행동을 한다든지 친구들과 자주 다투거나 자기파괴적 행동을 나타내기도 합니다.

이런 아이들을 학교에 가지 않으려 하고 툭하면 싸움질이나 하는 '문제아' 나 '비행청소년' 으로 치부해버립니다. 지각하고 성적이 떨어지는 아이는 의지력이나 정신력이 약해서 저런다는 식의 생각으로 아이에게 다그치기도 합니다. 사실 이런 현상은 정신과 치료를 요하는 청소년 우울증의 모습입니다. 우울증 양상이 성인과 달리 나타나기 때문에 '가면성 우울증' 이라고도 합니다.

원인으로는 개인적인 성격 양상이 우울한 성향을 가지거나 부모님의 갈등 등의 가정적인 문제도 많으며, 대학 입시가 한몫을 차지합니다. 자기 주장이나 억눌린 감정표현을 못하고 지내는 성격으로, 부정적 감정이 자신에게로 향해져 있습니다.

또한 성장과정에서 부모나 형제들과의 관계 속에서 겪는 갈등으로 인하여 혼자서 소외당하게 되어 발생하기도 합니다. 부모님은 공부하라고 강요하지 않는다고 하지만 자기 스스로는 부모의 기대에 부응하려고 무던히 애를 쓰지요. 그렇지만 성적이 그다지 오르지 않아 스트레스나 압박감을 느끼며 생활합니다.

사회적 요인으로는 입시로 인한 또래집단 간의 경쟁에서 이겨야만 하는 스트레스가 문제입니다. 입시를 앞둔 고3에게서 '고3병'이 나오지만, 수능이 끝나면 고등학교 2학년 학생은 자신이 다가올 수능 때문에 스트레스를 받습니다. 그 외에도 재수생, 삼수생에게 심리적 스트레스는 더욱 큽니다. 대학을 진학한 친구들과의 만남에서도 스트레스를 받으며 고3과의 경쟁도 스트레스인데 필히 합격해야 하는 부담감이 더 크게 작용합니다. 그래서 '입시병'이라고도 말합니다.

이와 같은 증상이 자녀에게 보일 때에는 '시간이 지나면 좋아지겠지', '의지가 강해지면 되겠지' 라는 생각은 절대 금물입니다. 시간이 지날수록 자녀는 우울증이 깊어지고 학교나 학원생활도 못하게 됩니다. 반드시 정신과 전문의를 찾아 치료적 도움을 받아야 합니다.

가족 내 갈등이 있으면 구성원 간의 대화의 문을 개방하고 억눌린 부분을 표출하게 해주어야 합니다. 부모님의 억압이 있으면 집안의 분위기를 부드럽게 만드는 것이 우선입니다. 학교생활에 대한 적응과 또래친구들 간에 어울릴 수 있도록 격려해주어야 합니다. 그리고 선택이 아닌 필수적으로 항우울제의 약물치료를 병행해야 합니다.

3 성인기 우울증

우리가 얘기하고 있는 우울증은 대부분 성인기에 보여집니다. 소아기부터 노인기까지 생애주기별로 다른 양상의 우울증을 보입니다. 성인기에서 약물 남용, 알코올 중독, 도박, 정신신체장애 등과 같은 우울증이 나타날 수 있습니다. 갱년기 우울증, IMF증후군, 실직증후군 등 생애주기나 사회생활에서 나타나는 변화에 따라 여러 가지 이름으로 우울증을 표현할 수 있습니다.

4 노인기 우울증

노인기에 오는 우울증은 다양한 신체증상을 호소합니다. 실제 주변에서 보면 나이가 드신 어른들은 소화가 안 된다, 삭신이 쑤신다, 입맛이 없다, 허리 · 어깨 · 팔다리가 저린다 등등의 몸이 안 좋다는 얘기를 많이 하십니다.

어느 할머니 한 분은 때만 되면 응급실에 찾아와서 영양제를 맞으면서 몇 시간이라도 병원에 있다가 가십니다. 병원에서 주사 맞는 동안은 70세 어른이 아닌 7세 어린아이 같은 마음이 됩니다.

그래서 저는 정신과 의사로서 할머니가 주사를 맞고 있는 침대에 걸터앉아 자식들 흉도 들어주고 그동안 살아온 얘기를 넋두리처럼 늘어놓으면 다 들어줍니다. 의사는 아버지요, 할머니는 딸인 양 다정다감하게 얘기를 나눕니다. 할머니는 주사를 다 맞고 면담을 하고 나면 정신적 만족을 하게 됩니다. 이제 원래 모습인 70세 어른으로 되돌아가 있게 됩니다. 그러면 다시 어른으로 깍듯이 대해야 합니다.

이 정도면 증상이 경한 상태입니다. 더 심해지면 자식들 등에 업혀 병원에 입원을 하게 됩니다. 만족의 정도가 깊어져야 하기에 그렇습니다. 입원해서 매일 영양제 등 주사를 맞으며 멀리 살고 있던 아들, 며느리, 딸들이 찾아와 맛있는 음식과 용돈도 두둑하게 주고 가면 침대에서 일어나 퇴원하게 됩니다. 용돈이나 음식이 문제가 아니라 자식들 사랑과 관심을 받아두어야 그 사랑의 힘으로 또 얼마간 잘 살아갈 것입니다.

원인을 살펴보면 노인에게는 경제적 어려움, 황혼이혼 같은 배우자 상실, 신체 질병, 사회적 고립, 자녀들과의 갈등 등이 원인이 되어 우울증이 옵니다.

자식들에게 손자들에게 용돈이라도 줄 수 있다면 얼마나 좋을까? 사업 때문에 어려워하는 자식에게 사업자금도 주지 못해 늘 미안해하고 당당하지 못한 모습을 보입니다. 가까이 살지만 명절에는 잠이라도 자고 갈까 이부자리를 준비해 두고도 자고 가라고 말 못하고 아들, 며느리 뒷모습만 오랫동안 바라보던 눈가에 눈물이 맺힙니다.

평소에 산도 오르고 관광도 다니며 잘 움직이시다가도 신체적 질병이 생기면 금세 자신감을 잃어버리게 됩니다. 몸이 아파 병원에 가려면 자식들 눈치에 몸둘 바를 모르고 미안해하며 사는 모습에 우울할 수밖에 없습니다. 그러다 보니 친구들하고도 점차 멀어지고 친구들 자식 자랑하는데 말도 못할 바에 차라리 집안에 있기만 합니다.

나이가 드신 분들도 역할이 중요합니다. 인천에는 충청도, 전라도, 이북5도민이 많이 살고 있습니다. 시골에서 농사를 짓고 사시던 부모님이 몸이 불편하시면 딸이 있는 인천에 모시고 사는 경우가 종종 있습니다. 확 트인 시골에서 살던 분들이 도시의 꽉 차있는 아파트에서 사는 것이 상당히 불편할 것입니다.

신체적으로 좁은 공간에 갇혀 있다는 느낌도 힘들고, 아무것도 안하면서 무위도식하듯 밥만 먹는 것이 소화도 안 됩니다. 대화도 잘 안 통하는 며느리하고 하루 종일 같이 있는 것도 힘듭니다. 며느리 역시 마찬가질 것입니다.

시간이 흐르면 점차 자신의 역할 부재에서 오는 마음의 갈등이 커져만 갑니다. 다양한 신체 증상이 나타나 내과, 외과에 가도 아무런 이상소견이 없다고 합니다. 결국 '신경성' 이라며 정신과를 방문하시지만 이미 깊은 노인성 우울증이란 늪에 빠져 있습니다. 매스컴에도 가끔 나오듯 심한 경우에는 자살에 이르고 맙니다.

산후우울증

출산 후 4주 이내에 발생하는 우울증을 말합니다. 출산에 따른 호르몬의 균형상태가 깨지는 것과 관련되는 것이 주원인이며, 아이의 엄마가 되는 것에 대한 불안과 심리적인 갈등이 원인이 됩니다.

증상이 비교적 다양하게 나타나는데 대체적으로 정신병적 증상이 동반되는 경우가 많습니다. 우울한 감정이야 우울증과 비슷하지만 자신이 엄마가 된 것에 대한 부정적인 생각을 많이 갖게 됩니다. 출산으로 인한 환경의 변화, 자신의 몸매 등의 신체적 변화, 육아에 대한 부담감 등으로 우울해집니다.

그에 따른 원인 제공자 즉, 남편이나 아이에게 책임전가를 하게 됩니다. 자신을 이렇게 만든 남편과 아이에 대한 분노를 주체하지 못해 분노 이상의 피해망상까지도 생길 수 있습니다.

실제 임상에서 보면 아이가 울면 이불에 싸서 한쪽 구석에 치워놓기도 하고 때로는 죽이고 싶은 충동을 일으킨다고 합니다. 그 정도이면 입원치료가 필요합니다.

빈둥지증후군(empty net syndrome)

가정 주부는 중요한 직업 중의 하나입니다. 아이들 학교 통신란을 보면 엄마의 직업란이 있습니다. 그런데 자신있게 '가정 주부' 라고 쓰는 주부가 얼마나 될까 궁금합니다.

지나치리만큼 남편을 위하여, 자녀들을 위하여, 가족만을 위하여 사는 주부일수록 40대에 주부우울증에 잘 빠집니다. 대부분 주부는 자신의 모든 정신에너지를 가족에게 투자합니다. 자기를 위하여 돈 한 푼 못 써보고 아플 틈도 없이 가족을 위해 살다보면 어느덧 40대가 됩니다.

40대에 이르면 남편도 사회적 위치가 있어 밖에서 보내는 시간이 많아집니다. 자녀들도 대학에 진학하여 친구들과 어울리는 시간이 많아지고, 결혼하면 더더욱 엄마 품을 잊어버리고 삽니다.

그동안 엄마로서 아내로서 해주던 역할이 필요 없어지게 됩니다. 내 품 안에 아무도 없이 '빈 둥지(empty net)' 만 남게 된 것입니다. 그때부터 나는 누구인가? 그동안 나는 무엇하고 살아왔는가? 허무하고 우울해집니다.

이웃집 누구 엄마는 문화센터에서 여러 가지 취미생활을 하고 있고 여러 단체에 봉사활동도 다니는 것이 부러워지고 비교하게 됩니다. 나도 따라 해보려고 해도 자신이 없고 엄두가 나질 않는다고 합니다. 그래서 역할의 부재에서 오는 '빈 둥지' 처럼 허무감에 빠져 우울증을 겪게 됩니다.

그러므로 20대, 30대에 미리부터 이때를 위해 준비해야 합니다. 무엇인가 자신을 위하여 자신의 성취감을 이룰 수 있는 일에 투자해두어야 합니다. 저축을 해두어야 나중에 필요할 때 찾아 쓸 수 있듯이 자신을 위해 정신적 에너지를 투자해야 합니다.

주부우울증

빈둥지증후군과 유사하지만 대상이 주부이기에 주부우울증으로 불리어집니다. 우울증은 모든 연령에서 발생하지만 주로 40~50대, 남성보다 여성에게서 가장 많이 발병합니다. 무엇보다도 주부우울증은 예방이 필요합니다. 가족에게 지나치게 집착을 하면 할수록 40대에 허무감과 피해 의식을 크게 느낍니다. 사실 남편과 자녀들도 괴로워서 아내나 엄마의 레이더망에서 벗어나고 싶어합니다. 이런 문제로 부부갈등까지 번질 수 있습니다.

이제부터는 가족에게 너무 집착하지 말고 자신을 위하여 살아보도록 권합니다. 물론 가족을 등한시하라는 것은 결코 아닙니다.

20대부터 자신만을 위하여 조금씩 투자해 보기 바랍니

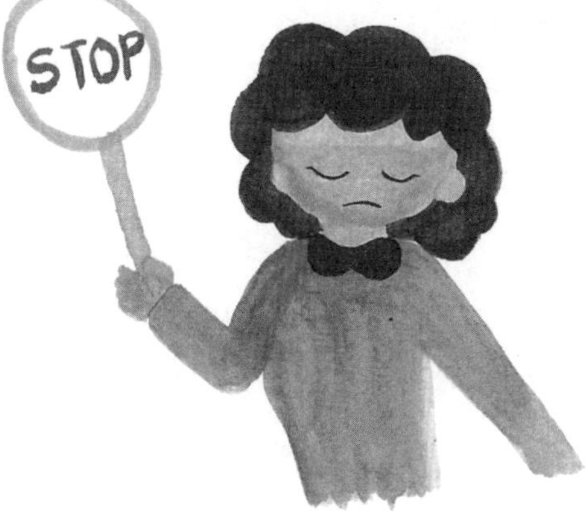

다. 파트타임이나 자신에 맞는 직업을 선택해 보십시오. 부업을 갖거나, 취미생활을 즐기도록 권합니다. 남편과 같이 하면 더욱 좋습니다.

남편과 가족이 적극적으로 도와주어야 합니다. 자신이 가지고 있는 정신에너지를 남편과 자녀 그리고 자신을 위하여 적절히 분배하면서 살아야 합니다. 정신적 에너지의 균형을 잘 이루고 살 때 주부우울증에서 벗어나 건강한 정신을 유지할 수 있습니다.

갱년기 우울증

갱년기 우울증은 과거에 자주 쓰였던 진단명입니다. 그러나 현재 〈정신적 장애의 진단 및 통계요강 제4판(DSM-IV)〉이나 〈국제질병분류 제10판(ICD-10)〉에서는 모두 사용하지 않고 있으며 주요우울장애에 포함시키고 있습니다. 그렇지만 갱년기 우울증은 주요우울장애와는 다른 독특한 우울증상이 있습니다.

우선 발병하는 시기가 이름에 나타나 있듯이 40~50대 갱년기입니다. 증상은 대개 지연성보다는 초조성 우울증입니다. 주요우울장애에 보이는 증상 이외에 불안, 초조, 걱정, 두려움, 건강염려증, 후회, 지나친 죄책감, 절망감, 편집성 경향, 더 심한 경우에 우울망상까지도 나타납니다.

원인적으로 이별, 자녀의 상실, 경제적 손실, 좌절, 폐경으로 인해서 오는 여성의 성의 상실, 젊음의 상실 등의 상실(loss)이 유발인자로 작용할 가능성이 많습니다.

병전 성격은 강박적 성격으로 완벽주의적이고 지나치게 양심적이며 융통성이 적고 책임감이 강하고 예민하고 급한 성격입니다. 증상은 삽화적이지 않고 지속적인 양상을 보입니다. 치료는 발병하는 유발인자가 존재하기 때문에 원인에 대한 치료적 접근으로 호전이 잘 되며, 치료만 한다면 예후가 좋은 편입니다.

04 동반증상과 동반질환

우울증과 함께 나타나는 증상과 질환

우울증이 여러 가지 모습에서 나타나듯이 우울증 단독으로 나타나기도 하지만 다른 질환과 함께 병행하여 나타나기도 합니다. 실제 임상에서 진료실에 방문하는 우울증 환자나 보호자는 우울증 증상보다 오히려 동반증상이나 질환을 호소하며 치료를 받으려고 방문하는 경우가 많습니다.

예를 들면 잦은 음주로 인하여 가정 문제, 직장 문제로 정신과 진료가 필요하다고 방문합니다. 그래서 환자 및 보호자 면담을 통하여 다양한 정보를 얻은 후에 정확한 진단을 위한 평가를 실시합니다.

진단을 해보면 대체로 이렇게 진행됩니다. 우울증이 선행하여 우울한 기분에서 벗어나려고, 또는 잠을 못 자서 잠들기 위해 술을 마시기 시작합니다. 그러다 보니 점차 습관적으로 마시게 되고 결국 술로 인한 문제가 발생하여 가족들과 함께 마지못해 정신과를 찾게 됩니다. 평가 후에 알코올 중독상태는 아니며 우울증이라고 진단하여 치료하도록 권유하면 "나 우울하지 않는데, 우울증이 없는데"라며 의아해합니다.

이러한 예가 많으므로 진단을 정확히 해야 하고 치료적 방향을 정하기 위하여 잘 동반되는 증상이나 질환을 알고 있어야 합니다. 물론 두 가지 이상의 질환이 동시에 진단될 수도 있습니다. 그럴 경우 동시에 모두 치료를 합니다.

불안

불안은 우울과 서로 동반되어 가장 흔하게 나타납니다.

우울장애에 불안이 동반되거나 불안장애에 우울이 잘 동반됩니다. 어느 쪽의 증상이 더 우선이냐에 따라 먼저 주진단을 내리고 나머지를 동반증상이나 질환 또는 보조진단으로 판단합니다.

〈정신적 장애의 진단 및 통계요강 제4판(DSM-IV)〉에서는 불안과 우울이 동시에 나타나는 질환을 별도의 독립적 진단명으로 내리지 못하지만 향후에 가능성에 대한 연구진단명으로 부록에 제안을 하고 있습니다. 연구진단명은 공식적으로 사용하는 진단명으로 내려지기 전에 지속적으로 연구를 진행하여 객관성이 인정되면 개정판에 진단명으로 올라오게 됩니다.

알코올 남용

과유불급(過猶不及)이란 말처럼 지나침은 모자람만 못하지요. 특히 술이 그러합니다. 너무 술에 의존하게 되면 심한 경우 정신질환으로까지 갈 수 있습니다. 정신과에서는 알

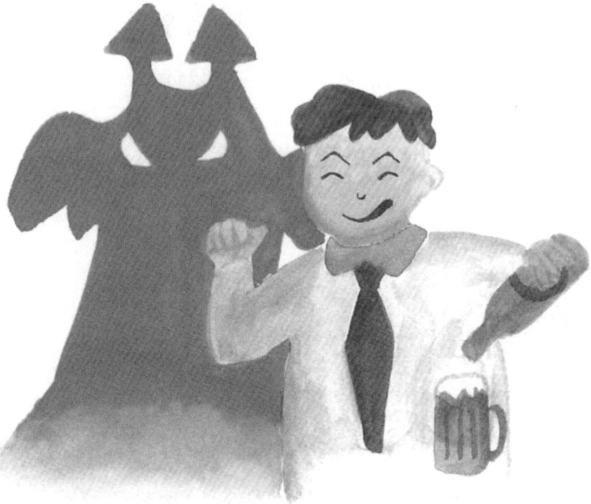

코올 사용장애가 알코올 남용이나 알코올 의존으로 진단이 내려집니다.

흔히 알코올 중독이라고 말하는데 우울증과 흔히 동반되어 나타납니다. 하지만 환자 자신은 알코올 중독으로 받아들이지 않습니다. 실제로도 대부분 알코올 중독 정도까지 진행되기 전에 정신과에 방문하기 때문에 비교적 조기에 치료가 시작됩니다.

알코올 남용은 우울증의 2차적 결과물로 나타나기에 우

선 우울증에 대한 치료가 중요합니다. 알코올 남용에 대한 치료도 병행해서 치료해야 하며 남성보다는 여성에게 흔히 동반됩니다.

물질 남용

우울증은 알코올 남용 외에도 환각제, 정신자극제, 마약류 등의 물질 남용과 동반되는 경우가 흔합니다. 우울한 기분을 벗어나기 위한 수단으로 이런 약물들의 남용이 일어납니다.

저는 종종 보호관찰소나 구치소에서 마약사범의 진료를 접합니다. 그들은 자신이 마약류에 대한 중독상태임을 부인합니다. 자신은 스스로 중단할 수 있다며 정신과 의사의 상담이나 교육, 진료를 거부합니다. 그들을 진료해 보면 우울증이 많이 동반되어 있기도 하고, 우울증이 있어 이를 극복하려고 약물을 찾기도 합니다.

신체장애

우울증은 신체장애를 잘 일으키기도 합니다. 동반질환으로도 볼 수 있고 가면성 우울증과 같이 우울증이 신체증상으로 동반됩니다.

심리적 스트레스를 받아 마음속에 갈등이 생기면 그 갈등의 결과물이 신체증상으로 나타나기도 합니다. 이를 정신기제(mental mechanism) 또는 방어기제(defense mechanism) 중에 신체화(somatization)라고 합니다. 신체화로 발생한 다양한 신체증상이나 신체장애 역시 우울증에서 매우 흔하게 동반이 됩니다.

서울의 모 대학병원에서 실험한 내용입니다. 대학병원 내과 외래에서 진료를 받는 환자들 중에 정신과 치료를 받은 적이 없는 환자에게 우울증 검사를 실시하였습니다. 그런데 실로 놀라운 결과가 나타났습니다. 40%가 넘는 환자가 우울증으로 정신과 진료가 필요하다고 나왔습니다.

이 결과는 여러 가지 의미가 있습니다. 우선은 우울증으로 진단된 환자들 중에는 다양한 신체장애가 절반 이상에서 동반됩니다. 당연히 환자들 입장에서는 신체증상만을 가지고 내과적 진료만을 하려고 합니다. 신체증상이 우울증으로 인한 것이라고 생각하지 않기 때문입니다.

그러나 실제로는 신체적으로도 특별한 질병이나 검사상에서 이상소견을 보이지 않습니다. 신체증상을 보인다고 해도 그 이면에 심리적 · 정신적 갈등이나 스트레스가 있음을 의미합니다. 그로 인하여 신체증상이 나타나지만 결국은 우울증이며 우울증에 준하여 정신과 치료를 하여야 합니다.

3부
우울증의 진단과 치료 알아두기

우울증은 어떻게 진단하는가?

자세한 면담과 정확한 검진 필요

01

우울증 진단은 의사의 면담과 신체적 질환 검사를 위한 혈액검사 그리고 뇌CT나 뇌MRI 및 뇌MRA, 뇌파 등 뇌검사를 실시합니다. 첫 발병일 경우에는 신체적 질환을 철저히 검사하도록 되어 있습니다. 특히 식사와 관련하여 체중감소를 보이면 더욱더 정확한 검진을 해야 합니다. 이는 우울증 척도검사, 심리검사, 자율신경반응검사(autonomic balance test) 등을 통해 이루어집니다.

우울증은 자세한 면담을 통한 원인 규명과 정확한 진단

을 통해 치료전략을 수립하는 것이 매우 중요합니다.

〈국제질병분류 제10판(ICD-10)〉보다는 〈정신적 장애의 진단 및 통계요강 제4판(DSM-IV)〉이 진단하기 쉽게 주요 우울증 삽화와 기분부전장애의 진단 기준을 A에서 Z까지 항목별로 수록하고 있어 이를 소개하고자 합니다. 그 중에서 너무 전문적인 내용은 제외하였으며 증상의 정도 및 기간을 가지고 일반인들이 스스로 체크해서 "아하, 내가 우울증이 있구나"하는 정도를 알 수 있도록 했습니다.

주요우울증 삽화의 진단 기준

A 다음 증상 가운데 5개 (또는 그 이상) 증상이 연속 2주 동안 지속되며, 이러한 상태가 이전 기능으로부터의 변화를 나타내는 경우입니다. 그러나 그 증상 가운데 적어도 하나는 ①우울 기분이거나, ②흥미나 즐거움의 상실이 있어야 합니다(단, 명백한 일반적인 의학적 상태나 기분과 조화되지 않는 망상이나 환각으로 인한 증상은 포함되지 않습니다).

① 하루의 대부분, 그리고 거의 매일 지속되는 우울한 기분이 주관적인 보고(슬프거나 공허하다고 느낀다)나 객관적인 관찰(울 것처럼 보인다)에서 드러난다.

주의 소아와 청소년의 경우는 과민한 기분으로 나타나기도 함.

② 모든 또는 거의 모든 일상 활동에 대한 흥미나 즐거움이 하루의 대부분 또는 거의 매일같이 뚜렷하게 저하되어 있을 경우(주관적인 설명이나 타인에 의한 관찰이 드러난다)이다.

③ 체중 조절을 하고 있지 않는 상태(예 : 1개월 동안 체중 5% 이상의 변화)에서 의미가 있는 체중 감소나 체중 증가, 거의 매일 나타나는 식욕 감소나 증가가 있을 때

주의 소아의 경우 체중 증가가 기대치에 미달되는 경우 주의를 기울일 것

④ 거의 매일 나타나는 불면이나 과다 수면

⑤ 거의 매일 나타나는 정신운동성 초조나 지체(주관적인 좌불안석 또는 처진 느낌이 타인에 의하여 관찰 가능하다)

⑥ 거의 매일의 피로나 활력 상실

⑦ 거의 매일 무가치감 또는 과도하거나 부적절한 죄책감을 느낌(망상적일 수도 있는)(단순히 병이 있다는데 대한 자책이

나 죄책감이 아니다)

⑧ 거의 매일 나타나는 사고력이나 집중력의 감소, 또는 우유부단함(주관적인 호소나 관찰에서)

⑨ 반복되는 죽음에 대한 생각(단지 죽음에 대한 두려움뿐만 아니라), 특정한 계획 없이 반복되는 자살 생각 또는 자살 기도나 자살 수행에 대한 특정 계획

C 증상이 사회적 · 직업적 · 기타 중요한 기능 영역에서 임상적으로 심각한 고통이나 장해를 일으킵니다. 이 점은 정신과 모든 질환을 진단하는 데 중요한 항목입니다. 앞에서 정신장애의 정의를 규정하거나 정신이 건강하다고 할 때 규정되는 반드시 필요한 항목입니다.

D 증상이 물질(예 : 약물 남용, 투약)이나 일반적인 의학적 상태(예 : 갑상선 기능저하증)의 직접적인 생리적 효과로 인한 것이 아닙니다.

E 증상이 사별에 의해 잘 설명되지 않습니다. 즉, 사랑하는 사람의 상실 후에 증상이 2개월 이상 지속되거나, 현저한 기능 장해, 무가치감에 대한 병적 집착, 자살 생각, 정신

증적 증상이나 정신성 운동 지체가 특징적으로 나타날 경우에만 이 장애의 진단이 내려집니다.

기분부전장애의 진단 기준

A 적어도 2년 동안 하루의 대부분 우울한 기분이 있고, 우울 기분이 없는 날보다 있는 날이 더 많은 경우입니다. 이는 주관적인 설명이나 타인의 관찰로 드러납니다(소아와 청소년에서는 기분이 과민한 상태로 나타나기도 하고, 기간은 적어도 1년이 되어야 합니다).

B 우울기 동안 다음의 2가지(또는 그 이상) 증상이 나타나야 합니다.

① 식욕 부진 또는 과식

② 불면증 또는 수면과다

③ 무기력감 또는 피로감

④ 자존심 저하나 결여

⑤ 집중력 감퇴 또는 의사결정 어려움

⑥ 절망감

C 장해가 있는 2년 동안 (소아나 청소년에서는 1년) 지속되어야 하며, 연속적으로 2개월 이상, 진단 기준 A와 B의 증상이 존재하지 않았던 경우가 없어야 합니다.

H 증상은 사회적 · 직업적 · 기타 중요한 기능 영역에서 임상적으로 심각한 고통이나 장해를 일으킵니다.

척도검사(scales test)

척도검사에는 환자가 설문 형식의 문항들을 직접 읽고 푸는 자기 보고형(self report test)과 치료자가 환자의 상태를 파악하는 설문지의 두 가지 형태가 있습니다. 자기 보고형 척도검사는 이 책의 부록에 수록한 '우울증 자가진단 테스트'를 참고하기 바랍니다. 현재 자신의 기분상태를 스스로 점검해보는 데 도움을 줄 것입니다.

우울증의 심리학적 평가 결과

심리검사는 그 안에 많은 소검사가 다양하게 포함되어 평가하게 됩니다. 그 우울증 결과를 보면, 행동관찰을 통해 의욕이 없고, 활동이 감소되어 있는 것을 볼 수 있습니다. 인지 기능에서 주의집중력 및 정신운동성 속도가 저하되어 있어 문제를 반복해서 물어보거나 멍하니 있는 모습을 볼 수 있습니다.

객관적 검사, 투사적 검사, 자기 보고식 검사 모두에서 우울척도가 상승되어 있으며 증상의 심각도에 따라 정신병적 상태를 동반한 척도들이 상승됩니다.

사고를 보면 자기 자신과 자신의 처지에 몰두되어 있고 과거를 반추하며 자책감으로 가득 차 있고 자살 사고를 보이는 경우가 많습니다. 정서적으로는 심한 자기 비하, 무기력감, 죄책감, 절망감과 함께 불안을 경험하며 심한 우울이나 만성 우울증에서는 무감동과 철수가 나타나게 되며 대인관계에서 고립되게 됩니다.

심리학적 평가(심리검사)는 반드시 질병을 찾아내어 진

단하기 위한 평가만은 아니며, 질병이 아닌 일반 사람이나 학생들의 발달상태를 파악하기 위해서 실시하는 경우도 많습니다. 여러 가지 소검사를 받다보면 유치하다고 생각되어 무시한다고 생각하거나 거부감을 느낀다고 말하는 분도 있습니다. 이는 편견일 수 있다고 생각되며 질병을 평가하는 중요한 검사이면서 정상 발달상태를 평가하는 검사라는 것을 알아두면 좋을 듯합니다.

02 조울증은 우울증과 다른가?

우울증과 별개의 질환인 조울증

정신과 상담을 하다보면 우울증과 조울증에 대해 같은 것으로 잘못 알고 있거나 혼동하는 분들이 꽤 많습니다. 조울증은 같은 기분장애 안의 우울증과 분류되는 질환으로 알아두면 분명하게 구분이 될 것입니다.

조울증은 우울증과 별개의 질환이므로 원인이나 치료방법 및 치료약물이 다르지만 자세한 것은 여기서 다루지 못하고 어떤 증상이 있어야 진단이 내려지는지를 알아두는 정도로만 소개하려고 합니다.

여기에 〈정신적 장애의 진단 및 통계요강 제4판(DSM-IV)〉에서 조증 삽화의 진단 기준의 일부를 소개합니다.

조증 삽화의 진단 기준

A 비정상적으로 지속적으로 고양된, 확장된 또는 이자극적인 기분의 분명한 기간이 적어도 1주일 이상 지속됩니다(만약 입원이 필요한 경우 기간은 관계없습니다).

B 기분장애기간 동안 다음의 증상 중 3가지(또는 그 이상)가 지속되고(기분이 단지 이자극적일 뿐인 경우 4가지) 유의한 정도로 나타나야 합니다.

① 팽창된 자존심과 과대성

② 감소된 수면 욕구(예 : 3시간 수면으로도 쉰 것 같다)

③ 평소보다 더 말이 많아지고, 계속 지껄이려는 압력

④ 사고의 비약 또는 사고가 분주하다는 주관적 경험

⑤ 산만(즉 중요하지 않은, 또는 상관없는 외적 자극에 주의가

쉽게 쏠림)

⑥ 목적지향적 활동의 증가(사회적으로 또는 일에서나 학교에서, 성적으로) 또는 정신운동 흥분

⑦ 고통스러운 결과가 초래될 가능성이 높은 쾌락활동에 과도한 몰두(예 : 자제력 없이 물건 구입, 성적 무분별, 어리석은 사업 추진)

C 증상은 혼합 삽화의 기준에 맞지 않습니다.

D 증상은 물질(예 : 남용약물, 치료약물 또는 다른 치료) 또는 일반적 의학적 상태(예 : 약물, 전기경련치료, 관성치료)로 야기된 조증 비슷한 삽화는 I형 양극성 장애의 진단 쪽으로 포함시켜서는 안 됩니다.

조울증 사례

여기 소개한 조울증 사례는 자신이 현재는 비교적 편안한 평상심을 유지하고 있지만 언제 조증 삽화가 있을지 두려

워서 스스로 치료와 예방이 필요하다고 느껴 오랜만에 정신과를 찾아온 한 여성 환자의 이야기입니다. 조증 삽화와 우울증 삽화가 교대로 주기적으로 나타나는 증상의 변화를 너무도 생생하게 들려주어서 이분이 표현한 내용을 가급적 그대로 살려 정리해보았습니다.

[사례] 30대 중반의 젊은 여성 환자

지금은 우울증인데요. 그래도 견딜 만해요. 하지만 조증 후에 우울증이 오면 정말 힘들어요. 현재 34세인데 아직 결혼도 못하고, 호프집 사업하다가 망해서 일을 못하고 있어요. 만성 피로도 심하고, 사람들과 대화하기도 싫고 그래요. 어떤 남자와 결혼하려다가 못하게 되자 죽고 싶은 마음에 한 달 전에 수면제 50알을 복용하여 위세척을 한 적이 있어요. 전에는 언니가 함께 가자고 해도 병원에 가지 않았지만 이번에는 제가 힘드니까 병원에 직접 오게 되었어요.

조증이 오면 잠이 안 오는데, 안 자도 피곤하지 않아요. 그리고 말이 많아지고 의욕이 넘치고 성격이 되게 밝아져요. 배가 고프지 않고, 성적 욕구가 증가되어 성관계도 자주 하게 돼요. 술도 매일 마시고요. 게다가 신중하지 못하고, 계속 사업에 실패해요. 그동안 민속주점, 인테리어, 프랜차이즈 등 여러 가지 사업을 친구랑 함께 벌였지만 번번이 실패하고, 삼겹살집을 하려 했으나 마음만 붕 떠서 시도하다 못하고…….

과거에 모병원 정신과에 두 달 가량 입원한 적이 있어요. 현재 조증은 아닌데 그럴까봐 걱정이에요. 25세부터 다섯 번 정도 조증이 있었어요. 그때는 제 성격이 활발한 줄로만 알았지 조증인지 몰랐는데, 지금 생각해보니 조증이 나타나면 남자와 사랑에 빠졌던 것 같아요.

그러다가 우울증 시기가 오면 친구들을 만나기가 싫고 나가는 것도 귀찮아져요. '돈을 모아서 뭐하나' 하는 생각이 들고 어쩔 수 없이 일은 하는데 모든 것이 다 귀찮고, 가족도 싫어져요. 나도 모르게 과식과 폭식을 하게 되는데, 배가 고프지 않아도 계속 먹게 되고 손 넣어 토하기도 했어요. 이렇게 우울증이 오면 폭식으로 체중이 10kg이나 늘고, 조증이 오면 체중이 눈에 띄게 줄어요.

이분의 경우 조증 삽화와 우울증 삽화가 주기적으로 교

대로 나타나는데 그 증상을 보면 충분히 이해되리라고 봅니다.

이분은 조울증으로 5~6년을 고생하고 나서 이제야 그때 내가 치료가 필요했었다는 질병에 대한 인식(병식, insight)이 생겨 스스로 정신과에 찾아왔습니다. 그렇지만 이번에도 수면제 50알을 먹고 자살을 기도한 후입니다. 지금이라도 치료가 필요하다고 느끼고 스스로 방문했다는 점이 치료에 큰 도움이 됩니다.

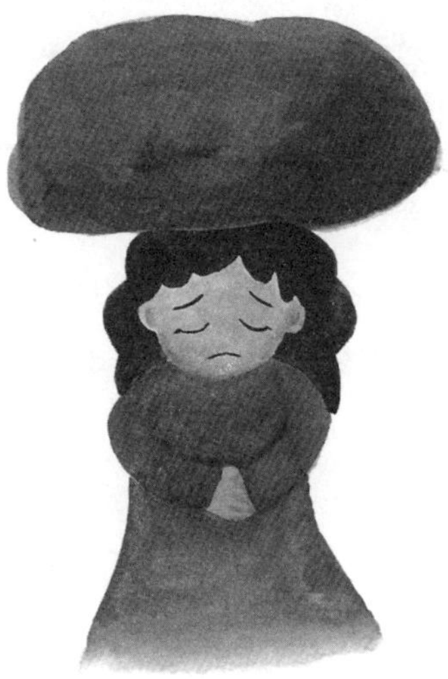

하지만 조심스럽지만 의사로서 걱정되는 점은 병원 방문 시기가 조증 삽화 때에는 방문하지 못하고 사업적 손해와 남자 문제가 발생한 후에 우울증 삽화가 되어서야 병원에 방문한다는 점입니다.

조증 삽화일 때는 환자 자신은 기분이 좋아 병이라고 생각을 못하고 지나치게 사업을 확장하여 사업 실패로 이어지고 병이라고 인식하지 못하여 정신과 치료에 거부적입니다. 그러다가 우울증 삽화 시기가 되면 사업 실패 등의 문제가 현실적으로 다가와 어려움이 생기면서 더욱 우울증이 심해지게 되고 결국 견디기 힘들어서 스스로 병원을 찾게 됩니다. 물론 심하면 스스로 정신과를 방문하지 못하고 자살 기도 후에 가족에 의해 방문합니다.

이분의 경우 조울증 치료를 위하여 약물치료와 상담치료(정신치료)를 지속적으로 받아야만 합니다.

03 우울증으로 인한 자살에 대하여

'자살'을 '살자'로 바꾸자

자살에 대한 논의를 하려면 이 자체만도 방대한 내용이라 우울증과 관련하여 간단히 이야기하고자 합니다.

통계청에 따르면, 경제협력개발기구(OECD) 국가 중에 우리나라가 자살증가율 1위, 자살률 1위라고 하며, 하루에 자살하는 사람이 38명에 이른다고 하는데 실로 놀랍지 않을 수가 없습니다. 인구 노령화가 가속화되는 시대에 노인 인구 자살률이 37.1%에 달하고 있어 연령대별로 가장 높은 자살률을 보였습니다. 게다가 20대 청소년 사망원인 중 자살이 1위이어서 청소년의 정신건강에도 국가적 차원의 대책이 필요한 상황입니다.

우리나라는 경제 발전에만 치중한 나머지 정신적 공황에 빠져 모든 연령층에 자살이 늘고 있고, 인터넷에 자살 사이트와 인터넷 자살 게시물 또는 블로그가 자살 증가에 한몫을 하고 있습니다.

우울증은 자살의 주요 원인입니다. 사회 · 경제 · 문화적으로 급변함에 따라 자살의 원인도 다양해지고 있습니다. 과거에는 질병과 생계의 어려움으로 자살이 많았던 반면 최근에는 고독, 비관, 실연, 가족 문제 등의 원인으로 자살이 급증하고 있습니다.

한 연구에 따르면 자살의 80%가 우울증을 거쳐서 자살에 이른다고 합니다. 따라서 우울증에 대한 바른 지식과 대처 방법을 알아야 자살에 대한 예방과 대처를 할 수 있습니다.

가족 구성원, 직장 동료와 친구 사이의 대인관계가 갈수록 개인주의적이고 경쟁적이고 방어적인 관계로 발전하는 상황에서 개인적인 문제로서 대처해야 할 부분이 많습니다. 아울러 전문상담소 등의 시설 확충, 상담전문인력 양성과 같은 국가와 사회적 차원의 대책도 반드시 병행되어야 합니다.

자살은 정신과적 응급상태입니다. 개인의 고귀한 생명과 그가 속한 가정, 직장, 사회까지 영향을 줄 수 있습니다. 경제노동력 상실로 본다면 국가적으로 엄청난 비용 손실입니다. 그러므로 자살의 80%를 차지하는 우울증에 대하여 좀 더 관심을 가지고 치료적 접근이 반드시 필요합니다.

04

우울증의 치료과정과 경과

제때 치료받는 게 중요

주요우울장애는 제대로 치료하지 않으면 평생 재발하는 질환입니다. 대개 우울 삽화는 치료하지 않아도 6개월 내지 13개월 정도 지나면 저절로 좋아집니다. 그렇다고 해서 치료하지 않아도 된다는 의미는 절대 아닙니다. 치료하지 않으면 평생을 반복 재발하기 때문입니다. 재발할수록 우울 삽화 기간은 길어지고, 삽화간 기간도 길어집니다. 더욱이 재발하면 증상이 점차 심해집니다.

대부분 첫 발병하고 나면 몇 주 이내에 호전되며 증상도 일상생활에 지장이 크지 않을 정도로 심하지 않습니다. 그런 이유로 대부분은 다음에 또 재발이 되어도 처음처럼 자연적으로 나아질 것으로 생각을 하고 치료하지 않고 그냥 지내고 맙니다.

그러나 이번에는 처음보다 더 증상이 심해졌으며 기간도 더 길어져 생활에 지장을 받기 시작합니다. 이때가 되어야 정신과 치료를 받으려고 방문하지만 조금은 늦은 감이 있습니다. 물론 지금부터라도 미루지 말고 하루빨리 약물치료를 시작해야 합니다.

치료과정과 치료기간

우울증상은 적절한 시기에 적절한 치료를 받지 않으면 6개월에서 13개월간 지속됩니다. 그렇다면 얼마동안 치료를 받아야 좋을까요? 이것은 치료 초기에 환자나 가족들이 매우 궁금해 하는 점이기도 합니다.

우울증을 포함하여 모든 정신과 약물치료는 초기 급성기

증상을 치료하는 '급성기 치료' 가 있는데 급성기 치료를 하고 나면 치료가 끝난다고 생각합니다. 물론 급성기 치료도 중요하지만 '지속기 치료' 와 '유지기 치료' 가 또한 중요합니다.

우울증의 약물치료에서 '급성기 치료' 는 우울증 증상의 관해(寬解), 즉 증상이 호전되어 없어지는 것으로 약 1개월 내지 2개월 정도 소요됩니다. 환자나 가족들은 이 시기에 증상이 호전되면 치료가 끝난 것으로 생각하고 치료를 중단하고 병원에 나오지 않거나 마음대로 약물치료를 중단하려고 합니다. 늦어도 급성기 증상은 대부분 3개월 안에 호전됩니다.

우울증의 치료목적은 증상의 관해가 아니라 증상이 완전히 호전되어 재발이 안 되고 일상생활을 할 수 있는 사회적 기능 회복입니다. 재발을 방지하기 위해 '지속기 치료' 는 증상 호전 후에 16주 내지 20주간을 치료해야 합니다. 이후에 최소한 약 6개월 이상의 재발 예방과 완치를 위하여 '유지기 치료' 가 필요합니다. 그래도 재발하지 않으면 치료를 종결하게 됩니다.

거듭 강조하지만 1~2개월간의 급성기 치료 후에 치료를 중단을 하거나, 16~20주간의 지속기 치료 후에 중단하거나, 6개월 정도의 유지기 치료가 끝나기 전에 어느 시기에든지 치료를 중단하게 되면 재발하는 경우가 있습니다. 이 기간 동안에 기분의 주기나 사회 · 심리적인 스트레스가 있어도 재발하지 않고 증상의 호전과 사회적 기능의 회복이 되면 완치되었다고 판단하고 우울증 치료를 종결하게 됩니다.

경과 및 예후

기분장애의 경과는 대체로 정신분열증이나 망상장애 같은 사고(thought)가 주증상인 정신병증 질병들보다는 예후가 양호합니다. 그런데 기간적으로 보면, 장기적으로 오래 지속되는 질환이며 재발이 가장 잘 되는 게 큰 문제입니다. 대부분 첫 발병은 사회 · 심리적 스트레스가 원인적으로 작용하지만, 재발이 되는 경우에는 특별한 스트레스가 없음에도 불구하고 재발을 합니다. 이것은 자주 재발하는 동안에 뇌기능의 장기적 변화가 일어났기 때문입니다.

주요우울장애는 양극성 장애보다 예후가 좋으며 발병이 서서히 또는 빠르게 진행됩니다. 주요우울장애의 삽화가 치료하면 3개월 정도로 매우 짧지만, 치료하지 않으면 6개월 내지 13개월 정도로 지속됩니다. 적절한 치료가 이루어지지 않으면 스트레스 없이도 쉽게 재발되며 만성화되기 때문에 가급적 첫 발병 때 치료가 빨리 이루어져야 합니다.

우울증 시기에 가장 큰 문제는 자살 위험입니다. 주요우울장애의 발병시기가 어릴수록 성격이 형성되는 과정에서 우울증으로 인하여 우울증적 성격 성향이 형성되어 예후가 매우 좋지 않습니다.

가족들이 환자의 증상을 비난하지 않고 정서적으로 편안하게 대하며 치료를 잘 받도록 협조적이고 적극적인 지지가 있을 때 예후가 좋습니다. 증상이 가벼울수록, 사춘기 시절에 친구가 많을수록, 망상이나 환각 등의 정신병적 증상이 동반되지 않았을 때, 인격장애나 문제가 없을 때, 발병시기의 나이가 많을수록, 입원기간이 짧고 적을수록 우울증의 예후가 좋습니다.

우울증의 급성기 회복과정

환자나 보호자들은 증상이 호전되는 경과를 모르기 때문에 답답해 하고 중도에 치료를 포기하기 일쑤입니다. 앞에서 치료시기별로 우울증의 약물치료를 할 때 치료되는 과정을 얘기했습니다. 그 중에 급성기 치료의 회복과정을 살펴보고자 합니다. 항우울제로 치료할 경우 대개는 다음과 같은 순서로 증상이 호전됩니다.

먼저 불면증이나 불안감, 초조감 또는 식욕 저하는 수일에서 2주 정도 치료하면 호전됩니다. 두 번째 무기력감이나 의욕상실 등의 활력이 호전되는 것은 2~3주 정도면 호전됩니다.

무엇보다도 두 번째 시기를 주의할 필요가 있습니다. 식욕이 생기면서 활력이 생긴다는 것은 자살 기도한 과거력이 있거나 자살 사고가 있는 환자에게는 호전되는 과정에서 매우 위험한 시기이므로 치료자들뿐만이 아니라 보호자도 주의를 해야 합니다. 보호자들은 특히 이 시기에 면회를 와서 얘기도 잘하고 기력이 있고 식사도 잘하니까 다 좋아진 것으로 생각하고 퇴원했으면 좋겠다고 우기면서까지 집에 데려가려고 합니다.

그러나 이 시기는 주관적인 기분의 호전을 보인 것이지 사회적 기능의 회복은 아닙니다. 환자는 나로 인해 가족들에게 짐이 될까봐 자신만 사라지면 될 것 같은 자책감이 커져 자살을 시도할 수 있는 위험한 시기임을 명심해야 합니다.

3~4주가 지나야 우울 등 대부분의 주요 증상이 호전을 보입니다. 3~4주 후에도 나아지지 않으면 다른 종류의 항우울제로 교체해서 치료 반응을 관찰해 보아야 합니다.

05 우울증 치료는 어떻게 하는가?

조기 발견과 조기 치료가 최선

우울증 치료는 조기 발견과 조기 치료가 최선입니다. 생물학적인 원인이 있기에 반드시 전혀 습관성이 없는 항우울제가 필요하며, 사회 · 심리적인 문제는 정신치료(면담치료)를 받아야 합니다. 그리고 가족이나 친구, 직장 동료들의 도움도 필요합니다. 특히 항우울제 등의 정신약물치료는 반드시 정신과 전문의의 처방을 받아야 합니다.

치료는 원인에 따라서 달라질 수가 있습니다. 예를 들면 원인이 우울증적 성격이면 성격의 변화에 대한 정신치료를 해야 되고, 교통사고나 산업재해로 인한 뇌손상이 있는 경우에는 그에 따른 치료가 우선 또는 병행되어야 합니다. 우울증에 대한 증상을 호전되게 하면서 원인적인 치료를 병행해야 합니다.

일반적으로 우울증의 치료방법은 크게 3가지로 나눌 수 있습니다. 원인적으로 생물학적-심리학적-사회적 요인(bio-psycho-social)을 고려하듯이 그에 따른 치료도 생물학적-심리학적-사회적 영역의 다양한 요법들을 실시합니다.

생물학적 치료에는 뇌에 부족한 신경전달물질을 외부에서 보충해 주는 약물치료, 광선치료, 전기경련치료(ECT) 및 뇌내자기자극술(TMS) 등이 있습니다. 사회 · 심리적인 원인에 대한 치료는 정신치료인데 개인정신치료, 집단정신치료, 인지행동치료 등이 있습니다.

마지막으로 기본적인 건강 유지법으로 단독으로 치료하기는 어려우나 보조적으로 앞의 치료방법들과 병행하면 효과를 극대화할 수 있습니다. 규칙적인 운동과 균형잡힌 식사 그리고 충분한 휴식이 치료하는 과정에서 적절하게 실천되어야 합니다.

우울증은 개인적인 노력뿐만 아니라 주위 환경의 교정, 가족의 도움이 반드시 필요합니다. 정신과 전문의와 우울증에 대하여 자세한 상담을 하고 치료계획을 세워서 우울증을 이겨 보세요.

외래 통원 및 입원치료

1 외래 통원치료

우울증은 외래 통원치료를 반드시 해야 합니다. 자주 방문하는 것이 외래 통원치료에서 제일 중요합니다. 일반인들은 첫날 오자마자 바쁘고 집이 멀기 때문에 2주분, 한 달분, 심한 사람은 대학병원에서 두 달분을 받아왔다면서 두 달분을 달라고 요구합니다.

항우울제 등의 약물치료를 해야 하는데 항우울제 약물의 종류가 너무도 많습니다. 개개인마다 어느 종류의 항우울제가 잘 듣는지, 어느 정도의 용량이 적정한지를 맞추어야 합니다. 또한 약물치료만이 아니라 자주 방문하면서 사회 · 심리적 요인에 대한 문제와 가족간의 갈등, 개인적인 문제 등을 면담하면서 정신치료를 해야 합니다.

이런 이유로 특히나 치료 초기에는 반드시 1주일에 2~3회 방문하는 것이 좋습니다. 적절한 약물이 선택되고 증상이 호전되는 과정에서 점차 방문하는 날짜를 늦출 수 있습니다.

경한 우울증은 외래 통원치료만으로도 충분히 치료가 가능하며 치료하면서도 직장생활을 충분히 할 수 있습니다. 그런데 매스컴에서 우울증하면 모두 자살 기도하고 또는 동반자살하거나 심각한 자해 및 타해까지 하는 것으로 비쳐지는 경우가 있습니다.

앞에서 얘기한 것처럼 증상의 심한 정도가 다양하고 타입이 많아 어느 타입은 통원치료, 어느 타입은 입원치료만 해야 한다는 분명한 기준은 없습니다. 같은 타입이라 하더라도 환자를 둘러싸고 있는 환경요인을 가지고 통합적으로 판단해야 합니다. 대부분 심하지 않은 우울증은 통원치료로 가능하다고 강조하고 싶습니다.

2 입원치료

통원치료도 가능하지만 점차 심해져 직장업무나 가정생활에 지장이 크다면 입원을 해야 합니다.

예를 들어 증상이 점차 심해지거나 자살 위험이 있는 경우, 자살 기도했던 과거력이 있는 경우, 자해 및 타해 위험성이 있거나 위기 개입이 필요한 경우, 증상이 복잡하여 정확한 진단적 평가가 필요한 경우, 치료방법이 위험하거나 과도한 약물 또는 약물로 인하여 기계를 다루거나 운전 등에 위험성이 있는 경우에는 입원이 필요합니다.

또한 내과나 외과적인 문제가 동반되어 있을 때, 최근 자주 사용하지 않지만 전기경련요법 등의 치료가 필요할 때 가족들의 간병이나 치료팀의 간호가 어려울 정도일 때는 반드시 입원치료를 해야 합니다.

증상 정도는 심하지 않아도 직장이나 가정에서 받는 심리적 스트레스가 있다면 직장과 가정에서 분리하기 위해 입원치료가 필요하기도 합니다.

3 일반의학적 상태

우울증 환자는 증상으로 식사 문제가 중요합니다. 치료할 때도 이에 맞게 충분한 식사를 하도록 해야 합니다. 우울하다고 하는 것은 기분만이 저하된 것이 아니라 신체 기능도 저하되어 있습니다. 신체적 기능을 회복하는 것도 기분의 회복과 동시에 이루어지도록 많은 노력과 협조가 필요합니다.

증상이 심하여 식사를 거부하면 강제로라도 급식을 시켜야 합니다. 입원 전에 오랫동안 식사를 거부하여 전신상태가 쇠약해지고 탈수나 산혈증 등이 있으면 충분한 영양과 수액요법 등으로 수분공급을 반드시 해줘야 합니다. 더욱 심하여 우울성 혼수상태에서는 방광배뇨나 변비 등의 처치를 해줘야 합니다.

4 퇴원 결정

퇴원을 언제 해야 하는지 환자나 보호자는 매우 궁금해 합니다. 우울한 기분의 회복은 물론 일반의학적 상태가 호전되어 기력이 회복되면 환자나 가족은 퇴원을 요구합니다. 그러나 퇴원 결정은 환자, 보호자 및 담당 정신과 의사가 퇴원해도 된다는 이른바 '삼자 합의'가 있을 때가 올바른 시기입니다.

증상의 정도가 다 다르겠지만 일반의학적 상태 및 기분의 호전이 되는데 약 2주 내지 6주 정도 소요됩니다. 따라서 입원기간을 최소한 4주 이상은 고려해야 합니다. 정신병적 증상이 동반되었다면 아마도 2~3개월 이상이 걸릴 수 있습니다.

우울증상은 삽화적이므로 우울한 기분만 회복되면 퇴원하고자 합니다. 실제 증상은 호전되지 않았고 기분의 주기상으로 호전되어 보이는 시기일 수 있습니다. 기분이 좋아졌다가 다시 우울해지는 주기일 때도 우울하지 않을 때 퇴원을 결정해야 합니다.

퇴원 결정을 할 때 중요한 요인 중의 하나는 자살 여부입니다. 자살은 우울증 회복기에 위험성이 높아지므로 그 시기를 지나서 퇴원해야 합니다. 그 시기에는 특별히 더 감시가 필요합니다.

퇴원 결정이 되었다 해도 곧바로 퇴원하지 않고 주말을

이용하여 외출과 외박을 해서 집에서 잘 적응하면 퇴원을 결정합니다. 외출과 외박 시 적응상에 문제가 있으면 퇴원을 연기해야 합니다.

퇴원 후에도 충분히 회복하기 전에는 일상 업무로의 복귀에 서두르면 안 됩니다. 주부의 경우 가사에 너무 일찍 서둘러 맡지 않도록 해야 합니다. 퇴원한 후에도 2주 이상은 평소에 하던 일을 100% 다 하지 말고 서서히 시작하여야 합니다.

환경적 개입

일상생활에서 스트레스에 대한 반응성으로 나타나는 우울증은 환경적인 개입이 중요합니다.

예를 들어 IMF로 인한 실직이나 명퇴, 사업 실패로 인한 경우 혼자서 책임지고 감당하려고 가족에게 이 사실을 숨기지 말고 솔직하게 얘기해야 합니다. 이때 가족으로부터 따뜻한 관심과 배려가 반드시 필요합니다.

또한 직업 선택에 불만족할 경우는 적성에 맞는 일로 전직한다든지, 과도한 업무량 등은 직장에 건의하여 일을 줄이도록 합니다.

이렇게 환경적 변화에 자기 스스로 적극적으로 대처할 수 있어야 합니다. 또한 남들이 좋다는 것보다는 자기에게 맞는 운동이나 취미생활을 선택하여 여가활동을 하는 것도 필요합니다.

가족들은 우울증에서 벗어나려고 스스로 노력하라고 요구합니다. 누워만 있지 말고 가족을 따라서 산에도 오르고 조깅도 하자고 권합니다. 물론 적절한 운동은 우울증 치료에 필요합니다. 그러나 기분 회복은 되어도 완전하지 않고 신체적 회복이 되지 않은 상태에서 무리한 운동으로 우울증이 악화되기도 합니다.

따라서 환자의 우울증 상태를 보고 언제, 어느 정도 운동을 해야 하는지 적절히 권해야 합니다. 그 기준은 환자의 상태를 오랫동안 치료해온 담당 주치의와 상의해서 결정하는 것이 좋습니다.

약물 치료

1 약물치료 개요

환자가 겪고 있는 우울, 불안감 및 수면장애 등은 적절한 항우울제나 항불안제 또는 수면제 등의 약물을 이용하여 가능한 한 빨리 도와주어야 합니다. 약물로 손쉽게 좋아질 수 있으며 그래야 마음도 빠르게 편안해져 다른 치료적 접근을 할 수 있습니다.

불안하고 잠을 못 자는 데 무슨 정신치료를 할 수 있겠습니까? 우선 마음이 편안해져야 원인이 되는 것이 무엇인지 면담을 해서 찾아낼 수 있습니다.

최근 정신약물학의 발전으로 부작용이 적은 약들이 많이 개발되고 있습니다. 이에 대한 염려 없이 안전하게 약물치료를 받을 수 있으므로 선입견을 버려야 합니다. 일반인은 통증이나 염증의 치료는 약으로 가능할 것 같은데, 정신과에서는 무슨 약으로 어떻게 기분이 좋아지냐고 의아해합니다.

잘못된 편견을 가지고 스스로 판단하여 약물치료를 중단

하거나 자기 마음대로 약을 빼먹지 말고, 반드시 처방대로 따르고 불편을 느끼는 점이 있으면 치료하는 정신과 전문의와 상의해야 합니다.

약물치료는 인내심이 필요합니다. 소화가 안 될 때 소화제 한 번만 먹어도 소화되듯이 우울증을 단방에 치료할 수는 없습니다. 꾸준한 치료가 필요하고 증상이 완화되어도 일정기간 유지치료가 필요합니다.

우리는 여름 장마에 물난리를 자주 경험합니다. 둑을 낮게 쌓아놓으면 적은 양의 장마에도 넘쳐 늘 걱정이고 안심이 안 됩니다. 그러나 둑을 처음부터 높게 쌓아놓으면 천재지변이라고 할 정도가 아니고서는 아무런 걱정 없이 편안히 지낼 수 있습니다. 여기서 장마는 우울증을 일으키는 스트레스이고, 물난리는 우울증 증상이며, 둑은 그것을 치료하는 항우울제 약물에 해당합니다. 가장 중요한 것은 충분한 약물치료를 충분한 기간동안 해야 함을 꼭 명심해야 합니다.

불면증으로 정신과에 찾아오는 대부분의 경우는 자세히 면담해 보면 우울증이 많습니다. 항우울제로 치료하면

70~80% 이상 대부분 좋아집니다. 그러나 증상이 호전되어도 6개월 이상 꾸준히 약을 복용해야 합니다.

일부에서는 살이 찌거나 너무 잠이 온다는 부작용을 호소하고 복용하기를 꺼려 합니다. 특히 중독성이나 습관성이 있다고 약물치료를 기피하는 경향이 많습니다.

항우울제는 습관성이나 중독성이 전혀 없으며, 살이 찌거나 졸리는 부작용은 전문의와 상의하여 조절하면 문제가 없습니다. 이런 부작용이 없거나 상당히 개선된 새로운 항우울제가 개발되어 처방되고 있습니다.

가끔 외래 통원치료를 받는 환자 중에 너무 졸려 일을 못한다며 약을 하나 빼고 먹었다고 말하는 사람이 있습니다. 그 약을 빼고 먹으니까 졸리지 않다고 힘주어 항변하듯 말합니다. 그래서 자세히 물어보니 졸리는 증상과 전혀 관계없는 '소화제' 였습니다.

2 항우울제 종류

여기서는 삼환계 우울제, MAO 억제제, 세로토닌 등등의 지나친 전문적인 용어를 사용하여 어렵게 설명하는 것은 피하고자 합니다. 요즘은 국민의 알권리 운운하지만 한편으로 정신과 진료 특성상 '아는 것이 힘이다' 라는 것보다 '아는 것이 병이다' 라고 생각합니다.

정신과 환자는 지나치게 걱정을 해서 병이 더 커지는데 약에 대한 부작용이나 작용을 알게 됨으로써 부작용을 더 만들어내는 악순환이 되기도 하기 때문입니다.

또한 약물에 대한 지식을 좋은 쪽으로 이해하고 사용하면 좋은데 단지 알고 있다는 지식으로 그치고 말아 오히려 치료에 더 부정적인 영향이 크다는 것을 임상에서 많이 경험합니다.

항우울제는 전통적으로 사용해온 삼환계 항우울제와 MAO 억제제(MAOI, 모노아민 옥시다제 저해제)가 있으며 최근엔 선택적 세로토닌 재흡수 억제제(SSRI), 세로토닌 노에피네프린 재흡수 억제제(SNRI) 등의 종류가 있습니다. 그리고 그 각각에도 많은 종류의 항우울제가 처방되고 있습니다.

삼환계 항우울제는 정도의 차이가 있지만 모두 진정작용, 항콜린성 작용, 심혈관계 부작용, 혈압 강하 같은 부작용을 나타냅니다. 그래서 사용 전에 심전도 등의 검사를 해서 심장 기능의 이상 여부를 확인해야 합니다. 현실적으로는 부작용이 많은 편이 아니고 특별히 심장질환이 있다는 과거력이 없다면 투약을 해도 큰 문제 없이 효과를 볼 수 있습니다.

MSO 억제제는 신체적으로 약한 노인에게도 사용할 수 있으나 기립성 저혈압을 주의해야 합니다. 그러나 흔히 사용하지 않는 약물입니다.

최근에 선택적 세로토닌 재흡수 억제제(SSRI)와 세로토닌 노에피네프린 재흡수 억제제(SNRI) 등의 사용이 증가되고 있는 추세입니다. 삼환계 항우울제나 MSO 억제제보다 부작용이 적어 보다 안전하게 처방되고 있습니다. 특히 항콜린성 주작용이 적어 심한 심혈관계 질환이 있는 우울증 환자에 안전하게 사용할 수 있습니다.

또한 진정작용이 크지 않아서 환자들이 싫어하는 졸리움이 적으므로 직장인이나 학생들에게 처방이 용이하며, 체중 증가도 없어 비만을 걱정하는 환자에게 도움이 큽니다. 실제로 부작용으로 식욕 저하가 있는데 이를 이용하여 비만치료로 처방되기도 합니다.

항우울제는 우울한 기분에 대한 효과를 나타내기 전에 먼저 정신운동 에너지를 증가시킵니다. 이런 증상의 호전 순서가 있으므로 항우울제 약물 투여 시 자살의 위험성이 있는 환자는 치료 초기에 주의깊게 관찰해야 합니다.

삼환계 항우울제는 과용량 복용 시 독성이 매우 높기 때문에 자살성향이 있는 우울증 환자에게 사용할 때는 그 처방전 용량과 기간을 제한하여야 합니다. 삼환계 항우울제와 MAO 억제제를 교대 사용하거나 병용 투여할 경우에는 고혈압 등 부작용에 각별히 조심하여야 합니다.

3 항우울제 투여 전에 환자 교육할 사항

– 삼환계 항우울제 처방 시 주의사항

- 약물의 효과가 결정될 때까지는 운전이나 위험한 기계조작을 피해야 합니다.
- 알코올이나 다른 중추신경 억제제는 졸리움, 현기증, 가벼운 두통을 일으킬 수 있으니 주의해야 합니다.
- 체온 조정에 영향을 주므로 심한 고열이나 습기는 피해야 합니다.

- 감기약 등 항우울제와 역작용하는 약물을 복용할 때는 사전에 의사의 진찰을 받아야 합니다.
- 임상 효과가 나타나는 데는 보통 10~21일이 걸리므로 이 기간동안은 기다려야 합니다.
- 증상의 호전은 주로 생리적인 증상에서 나타나며 우울한 기분, 낮은 자존감 등의 다른 여러 심리적인 'happy pill'이 아니므로 슬픈 감정이나 공허감을 완전히 없애지는 못합니다.
- 약물치료 초기의 치료효과는 수면의 호전, 낮시간 동안의 피로 감소, 감정 조절이 호전되어 슬픔이 줄고 좌절에 대해 인내심이 많아지는 것입이다. 우울한 사람들은 증상이 호전되어도 "기분이 좋지는 않다"라고 말하므로 이러한 증상에 대해서 특별히 물어볼 필요가 있습니다.
- 부작용이 나타난다고 해도 용량을 조절하든가, 다른 계열의 약물로 바꾸면 조절될 수 있습니다.
- 항우울제는 습관성이 없습니다.
- 알코올은 항우울제의 약물효과를 저하시키므로 약물치료 기간동안 음주를 피해야 합니다.

- MAO억제제 처방 시 주의사항

■ MAO억제제는 의사나 약사와 의논하지 않고 복용하면 안 됩니다.

■ 치과에서 처방되는 약물과 상호작용을 할 수 있으므로 그 약물 사용에 주의하도록 알려줘야 합니다.

■ 운전이나 기계조작을 할 때는 기능 장해를 유발할 수 있으므로 주의해야 합니다.

■ 술 또는 중추신경 억제제가 졸리움, 현기증, 가벼운 두통을 일으킬 수 있습니다.

■ 미국소아과학회는 tranycypromine이 수유기에 투여될 수 있다고 보고하였으나, phenelzine이나 isocarboxazid에 대한 자료는 보고되지 않았습니다.

가족치료

가족치료는 정신과에서 중요한 치료법입니다. 우울증이 근본적으로 환자 자신의 문제지만 가족의 지지와 도움이 절대적으로 필요하기 때문입니다. 우울증에 시달리는 환자에 대한 시각이나 평가 및 치료하는 과정에서 가족들이 가지고 있는 편견이 환자의 치료에 악영향을 주게 됩니다. 의욕이 없고 귀찮아서 하고 싶어도 못하는 환자에게 게으르고 의지가 약하고 정신력이 부족하다고 비난합니다. 그래서 우울증에 대한 가족의 이해가 절실히 요구되는 것입니다.

또한 가족들의 고충도 들어주고 이해를 해주어야 합니다. 사실 환자를 치료하다 보면 그 가족은 다 문제가 있는 사람들이고 환자를 비난하거나 따돌림을 한 것처럼 비쳐집니다. 가족들은 할 만큼 다 했다고 생각하는데 환자가 느끼는 것은 그렇지 않은가 봅니다.

물론 치료대상이 환자이기 때문에 환자를 우선으로 해야 합니다. 그러다 보니까 가족의 불만도 아주 많습니다. 환자로 인한 가족들의 고통도 엄청 많은 것이 사실이고 그런 가족에 대한 이해와 정서적 지지도 중요합니다. 1차적으로는 환자를 잘 이해하도록 교육하지만 이면에 가족들이 힘들어하는 점도 파악해서 지지해 주도록 해야 합니다.

가족을 통한 환자에 대한 객관적인 정보도 필요합니다.

환자는 스스로 치료가 필요하다고 느끼기도 하지만 때로는 자신은 치료가 필요하지 않다고 생각하기도 합니다. 즉 자기가 필요하다고 생각되는 점만 치료자에게 말하고 나머지는 고의적이든, 고의적이 아니든 말하지 않을 수 있습니다. 또한 치료에 대한 부정적인 생각 때문에 감추고 거짓말을 할 수도 있기 때문에 정신과 치료가 어렵고 힘들게 합니다. 정신과 의사에게는 가족들의 정확하고 객관적인 정보가 더 없이 필요합니다.

명예퇴직이나 사업 실패, 대학입시 낙방 등의 사회적 스트레스로 실의에 빠져 있는 환자에게는 가족들의 적극적인 지지가 반드시 필요합니다. 가족치료는 환자가 가족 구성원들과 어울리지 못하고 소극적이고 자신감 없이 살아가지 않았는지 파악해야 합니다. 밖에서도 다른 사람들과 대인관계에서 그랬을 가능성이 많습니다.

이에 환자와 가족의 잘못된 행동양식을 찾아서, 환자를 가족의 한 구성원이며 하나의 인격체로 받아들이고 사랑을 주고받는 정상적인 대인관계를 유지할 수 있게 돕는 것입니다.

정신치료

우울증 치료에 있어서 정신치료는 좁게는 정신분석적 정신치료를 말하지만 넓게는 정신분석적 정신치료를 포함하여 인지행동치료, 대인관계치료, 가족치료 등도 포함합니다. 인지행동치료, 대인관계치료, 가족치료는 별도로 언급하므로 여기서는 정신분석적 정신치료를 간단히 말하고자 합니다.

자신의 인격(성격)이나 성장과정에서 비롯된 부정적인 사고나 감정, 가족간의 갈등 그리고 대인관계의 어려움은 정신치료로 해결해 나가야 합니다. 즉, 가족간의 갈등이나 내면적 갈등을 올바르게 인식하게 하고 해결할 수 있게 해야 합니다. 가족들에게 원인을 전가하거나 지나치게 자신의 탓으로만 돌리지 않도록 분명한 원인 파악이 필요하며 그 결과에 따라 해결할 수 있도록 도와주어야 합니다.

혼자만의 문제가 아니고 혼자만 고통을 받지 않으며 여러 사람과 함께 나눌 수 있도록 합니다. 대인관계에서 발생하는 어려움을 찾고 해결할 수 있게 하며, 부정적인 감정이나 사고를 갖게 된 사건들을 새로운 시각으로 볼 수 있게 해주기도 합니다.

질병의 이차적 장애 방지, 정신역동적 요인의 해결, 의사소통 능력의 증진, 긴장 감소, 원만한 대인관계, 사회생활 적응을 위해 정신치료가 필요합니다. 회복하리라는 끊임없는 안심의 분위기를 만들고 환자의 문제를 직접 터놓고 다루어 주는 것이 필요합니다.

환자에게 실제적이거나 환상 속의 상실 경험에 대하여 정서적으로 과잉반응을 보인다는 것을 인식시켜 줍니다. 그러나 억압된 분노를 적절히 표현하게 해서 지나친 죄책감을 갖지 않게 해주어야 합니다.

집단치료

개인 정신치료는 시간적으로나 경제적으로 어렵지만, 집단치료는 짧은 시간에 여러 명을 함께 치료할 수 있습니다. 좋은 충고의 말도 부모가 하면 반항심이 들듯이 의사의 충고를 따르지 않는 환자가 종종 있습니다. 그런 경우 집단치료에서 환자들끼리 서로 자기의 아픔을 나누고 격려해 주며 서로 감정을 공유할 수 있으므로 훨씬 치료효과가 좋은 경우가 많습니다.

의사와 진료실에서 면담할 때의 면담내용이나 반응태도가 집단치료에서는 전혀 다른 반응을 보이기도 합니다. 집단치료에서 감정 표현이나 언어적 표현을 통하여 대인관계가 어떻게 이루어지고 있는지를 객관적으로 관찰할 수가 있습니다. 대인관계에 어려움이 있으면 가정이나 사회에서 만날 수 있는 대인관계 역할을 집단치료에서 그대로 보여주기 때문입니다. 그래서 그 안에서 이루어지는 다양한 반응들을 이용하여 평가 및 치료를 할 수 있습니다.

동료가 자신의 감정적 · 언어적 표현이나 행동에 대하여 즉각적으로 반응하여 주고, 여러 사람에 대한 구성원의 심리적 · 정서적 · 행동적인 반응을 치료자와 환자 스스로가 함께 관찰하여 인지적인 왜곡을 수정할 수 있는 기회를 제공하여 치료적 효과를 얻을 수 있습니다.

인지행동치료

우울증을 앓고 있는 대부분의 환자들은 자기 자신에 대하여, 환경에 대하여, 미래에 대하여 매우 부정적인 사고를 가지고 있습니다. 이를 Aron Beck는 우울증의 인지적 3요소라고 말합니다. 과거의 실수나 잘못된 일들로 인하여 내가 못나고 능력이 없어서, 집안이 가난하고 도와 주지 못해서, 살아봐야 앞으로 비전도 없고 희망이 없다고 비관을 합니다.

자신을 한 번 실험해 보세요. 자신의 안 좋은 점이나 단점을 적어보고 그것을 모르는 사람에게 이런 사람이 어떠냐고 물어보세요. 백이면 백 모두 나쁜 인간이라고 비난할 것입니다. 다음은 반대로 자신의 장점만을 모두 적어보세요. 아마 자신도 놀라울 것입니다. 내가 이렇게 장점도 많고 능력이 있는 사람인 줄을 평소 모르고 지나쳤을 것입니다. 이런 예는 수없이 열거할 수 있습니다.

위와 같은 부정적인 사고를 가지고 있는 사람이 기분이 좋을 리가 있으며 자신감 있게 살아갈 수 있겠습니까? "생각을 바꾸면 세상이 바뀌고, 세상이 바뀌면 내가 바뀐다"라는 광고 카피가 있습니다. 긍정적인 사고로 바뀌면 기분도 좋아지고 행동도 적극적이 되며 세상 살맛을 느낄 수 있습니다.

인지행동치료는 자신을 부정적으로 인지하고 있는 것이 사실인지를 깨닫게 해줍니다. 그보다 더 나은 생각으로, 더 융통성이 있는 생각으로, 더욱 긍정적인 생각으로 전환할 수 있도록 해줍니다. 마지막으로 긍정적인 생각을 새롭게 인지하고 그 생각대로 행동하고 유지하도록 반복훈련을 시켜야 합니다. 긍정적인 생각은 우울한 감정을 밝게 해줘 우울증에서 벗어나게 해줍니다.

기타 치료법

최근에는 다양한 치료법이 개발되기도 하고 기존의 치료하던 방법을 개선하여 사용하기도 합니다. 그러나 이것만 가지고 모든 우울증을 치료할 수 있다고 단정하여서는 안 됩니다. 가장 중요한 것은 항우울제의 약물치료입니다. 약물치료를 기본적으로 하면서 보조적으로 병행해야 합니다.

1 광선치료

광선치료는 계절성 우울증(SAD: seasonal affective disorder)에 효과가 좋습니다. 계절성 우울증은 일광(light)과 관련이 있으며 대부분 비전형적인 증상을 보이고 항우울제에도 효과가 적습니다. 매일 새벽 전 2~3시간, 황혼 뒤 2~3시간 동안 밝은 인공광(2,500lux)을 비추고 그 아래에서 책을 읽게 합니다. 2~3일 후부터 효과가 나타나며 부작용은 두통, 눈의 피로, 초조감 등입니다.

작용기전은 우리 몸의 생물학적 리듬(biological rhythm) 중에 하루 주기를 나타내는 생체시계를 변화시켜 주기를 빨라지게 하거나 멜라토닌 대사에 영향을 주어 우울증 치료를 합니다. 예방 겸 치료를 위해 매일 하루에 30분 이상 산책을 하며 밝은 햇빛을 쪼여 보세요. 가정 내에서도 햇빛이 잘 들게 하고 조명도 밝게 하도록 권합니다.

2 전기경련요법(ECT : electroconvulsive therapy)

전기경련요법은 다른 치료방법에 비하여 비교적 안전하고 효과가 빨리 나타나 최근 다시 주목을 받고 있습니다. 과거에는 전기충격요법(EST : electro-shock therapy)이라고 했는데, 전기로 하며 충격이나 경련을 주는 것이 비인간적인 방법이라고 생각하거나 전기고문처럼 범죄 자백에 이용되어 두려움이나 부정적인 생각을 갖게 합니다. 그래서 전기경련요법이란 용어로 바꾸어 부르고 있습니다.

작용기전은 아직도 정확히 밝혀지지 않았지만 뇌 내의 단백질 합성이나 세포막 투과에 영향을 미치는 것으로 생각하기도 하며, 대체로 항우울제 같은 작용기전이 있는 것으로 보고되고 있습니다.

지금까지 알려진 바로는 '내인성 우울증'에 효과가 좋고, 증세가 심하고 망상이나 환청 등의 정신병적 우울증, 주로 방 안에만 있고 대인기피하는 환자, 항우울제 약물치료가 효과적이지 않는 환자, 약물치료에 잘 견디지 못하는 환자, 식사를 못해 쇠약해지거나 심혈관계 기능이 허탈상태가 심해서 즉각 효과가 필요한 경우에 전기경련요법이 치료에 이용됩니다.

특히 자살사고가 많은 우울증 응급환자는 약물치료의 효과가 느리기 때문에 빠른 효과를 위하여 전기경련요법을 첫 시도로 고려해 볼 수 있습니다.

3 수면박탈요법(sleep deprivation)

고의적으로 하룻밤을 자지 못하게 하거나 REM(rapid eye movement) 수면만 박탈할 수도 있습니다. 우울증 환자들은 수면장애를 호소하며 특히 수면 내내 꿈만 꾸었다고 합니다. 꿈은 새벽에 많이 꾸게 되므로 새벽에 잠을 못 자게 깨워버리는 수면박탈요법을 이용하기도 합니다.

전통적인 약물치료에 효과가 없는 우울증 환자에게 수면박탈요법이 효과를 볼 수 있습니다. 특히 부분적 수면박탈요법으로도 주요우울장애의 3분의 2에서 유의한 효과가 있다고 보고된 바 있습니다.

작용기전은 미상이나 우리 몸의 생물학적 리듬 중에 하루 주기를 변화시키게 됩니다.

4 뇌내자기자극(TMS : transcranial magnetic stimulation)

뇌의 전기적 활성도는 뇌의 자기 활성도와 정확히 정비례합니다. 뇌의 자기 활성도는 뇌내자기자극에 의해 변화시킬 수 있습니다. 뇌내자기자극으로 경련을 일으킬 수 없는 정도의 적은 자기량으로 뇌의 특정부위를 선택적으로 활성화 또는 비활성화시킬 수 있습니다. 이런 효과로 우울증이나 불안증을 치료할 수 있습니다.

5 색광자극요법(colored light stimulation)

색광자극요법은 특정 색상의 빛을 눈에 15~20분간 조사(照射)하는 방식의 치료법입니다. 빛은 식물의 광합성 작용을 일으키는 주요 원천이며, 우리 몸에서 비타민 D를 생성하는 데 아주 중요한 역할을 하지요. 그뿐만 아니라 여러 가지 인체 기능에 영향을 줍니다.

실제로 해가 떠있는 시간이 적은 지중해 연안 지역은 다른 지역에 비해 우울증의 발생빈도가 높다고 합니다. 우리나라의 경우 여름보다 겨울에 우울증이 많이 발생하는 것도 바로 일조량과 많은 관련이 있다는 것을 의미합니다.

6 향기요법(aroma therapy)

향기요법은 허브에서 추출한 여러 종류의 에센셜 오일을 피부에 바르거나 향을 흡입함으로써 스트레스를 해소시키고 심신 건강에 도움을 주는 자연요법입니다. 이 요법은 아주 오래 전부터 활용되어온 생활치료법입니다. 흡입된 향기는 후각 신경을 통해 뇌에 자극을 주어 신경 안정 및 면역세포를 활성화시켜 줍니다. 그리고 자율신경 조절 작용을 통해서 스트레스, 긴장, 피로 해소에 도움을 줍니다.

7 음악요법(music therapy)

문득 옛 추억을 떠오르게 하는 선율이 흐르면 마음이 정화되는 경험을 한 번쯤 해보았을 것입니다. 이처럼 양질의 음악은 우리의 정서와 감정을 순화시켜주는 역할을 합니다. 음악은 그 자체로서 하나의 완전한 세계이며 그 역동적인 흐름 속에 흥분과 진정, 긴장과 이완, 강약과 완급의 상반되는 요소들이 조화를 이루어 카타르시스와 밸런스 효과를 얻을 수 있습니다.

8 호흡 조절(respiration regulation)

호흡은 가장 자연스러운 긴장과 이완의 연속이라고 할 수 있습니다. 깊고 부드러운 호흡은 교감신경 항진에 따른 다양한 증상들 예를 들어 빈맥, 긴장, 소화불량 등을 완화시켜 줍니다. 그뿐만 아니라 일종의 명상효과로 불안을 해소하는 데 도움을 주고 산소흡입량을 늘리고 세포에 활력을 줍니다.

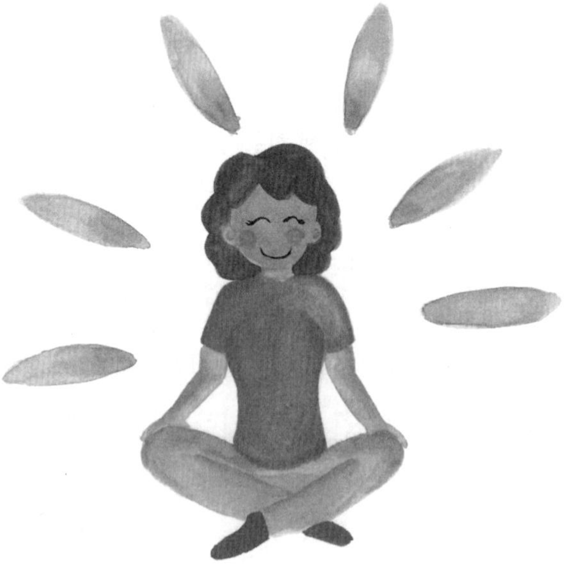

9 근육이완요법(muscle relaxation)

스트레스 이완 효과 목적의 행동치료 기술의 하나로 근육이완요법이 추천되고 있습니다. 야콥슨(Jacobsen)이라는 의사에 의해 개발된 것으로 반복적인 근육의 긴장, 이완을 통해 자율신경계 기능을 조절하여 스트레스를 통제하는 방법입니다.

10 경두개 자기자극술(TMS : transcranial magnetic stimulation)

경두개 자기자극술이란 두부 가까이에서 강력한 자기장으로 두개골을 통과시켜 경두개 피질의 신경세포를 활성화시키도록 자극하는 새로운 비침습적 시술방법입니다. 두뇌피질을 국소적으로 자극할 수 있다는 특징이 있어 우울증, 강박증, 정신분열 등 신경정신과적 질환의 새로운 치료방법으로 발전했으며 언어, 기억, 감정, 운동 등 다양한 두뇌기능을 국재화(localization)하는 데 이용하고 있습니다.

우울증 치료를 어렵게 하는 요소 06

적극적 치료와 가족의 협조가 중요

우울증 치료를 방해하는 요인들을 환자나 보호자가 알고 있어야 보다 빠르고 효과적으로 치료할 수 있습니다. 이제 어떠한 것들이 우울증 치료를 어렵게 하는지 살펴보겠습니다.

우울증 진단에 대한 기피

인터넷이 발달하여 정보가 홍수처럼 넘쳐 우울증에 대하

여 많은 정보를 얻고 병원에 방문하게 됩니다. 우울증에 대한 자가검진 등으로 진단을 해보고 스스로 우울증인 듯하여 정확히 진단을 받으려고 왔다고 말할 정도입니다.

그러나 이런 경우는 일부일 뿐이며 대부분은 아직도 우울증이란 진단을 내리면 부인하는 경우가 많습니다. 심한 경우에는 우울증이 아니라며 병원을 내원하지 않는 경우도 간혹 있습니다.

사회적 편견

전반적인 정신과 진료에 대한 편견, 정신과 약물치료, 특히 우울증 치료약물에 대한 오해, 정신과 환자 또는 우울증 환자라는 편견을 가지고 세상을 살기에 힘겨운 것은 사실입니다. 게다가 우울증으로 정신과 치료를 하면 기록이 남아 사회생활하는데 걸림돌이 된다고 하여 치료를 기피하기도 합니다.

생명보험 등에 가입하려고 해도 받아주지 않고 입원치료

를 받아도 보험금 지급을 받을 수 없다는 문제가 있어 대한 신경정신의학회 및 대한신경정신과의사협회에서는 인권 위원회 및 언론 등 다양한 통로를 통하여 받아줄 수 있도록 노력하고 있습니다.

이러한 편견 속에서 사회적 지위가 있음에도 불구하고 오히려 당당하게 주변 사람들에게 우울증 치료를 받고 있다고 말한 환자분이 기억에 남습니다. 그분의 이야기를 통해서 우울증에 대한 생각과 태도가 얼마나 중요한지 잘 알 수 있으리라 생각합니다.

[사례] 40대 후반의 중소기업 사장님

중소기업을 운영하는 40대 후반의 사장님은 신앙을 가지신 분이었습니다. 그분은 직원들에게 자신이 우울증 치료를 받고 있다고 솔직하게 말했을 뿐만 아니라 직원들 중에 유사한 문제가 있으면 정신과 진료를 받고 오라고 외출을 허락해주었습니다.

그분이 교회에 가서도 우울증 치료를 받고 있다고 말하니까 남들이 색안경을 끼고 볼 텐데 왜 숨기지 않는지 의아해하는 반응을 보였다고 합니다.

그분은 이렇게 말합니다. "내가 정신병도 아니고 우울증이 있을 뿐인데, 게다가 치료하면 나을 수 있고 회사를 운영하는 데 문제도 없고 가정생활이나 신앙생활도 잘 할 수 있는데 뭐가 두려워 감춥니까?"

이처럼 자신 있게 살아가면서 적극적으로 치료를 하니 우울증이 완치되었고, 지금은 활기차게 회사를 잘 운영하고 계십니다.

환자 및 가족의 협조 부족

환자 및 가족은 진단, 약물 등 여러 가지 이유를 들어 진료에 비협조적일 수 있습니다. 특히 가족의 비협조가 우울증 치료를 어렵게 하는 가장 중요한 요인 중에 하나입니다. 가족의 비협조란 정신과 치료나 약물치료를 받는 것에 대하여 자신이 의지가 없이 병원에만 다닌다, 약에다만 의존한다고 말하는 것입니다.

가족의 이러한 말들이 환자에게 스트레스를 줍니다. 그래서 일부는 가족 몰래 약을 먹고 약 봉투를 몰래 버려야 하는 스트레스를 받아 결국은 치료를 받지 않거나 정 힘들 때만 복용하여 더욱 치료하기 어렵게 됩니다.

심한 경우에는 '정신병자' 나 '미친 사람' 취급하며 말다툼을 하고 '정신병자' 와 결혼생활을 못하겠다고 이혼을 요구하기도 합니다.

부분적인 증상완화에 만족

환자들은 대부분 잠만 잘 자면 치료가 끝난 것으로 착각을 합니다. 잘 자니까 약을 먹지 않거나 자기 나름대로 필요하다고 생각되는 약만을 골라 먹기도 합니다.

우울증 치료의 목표는 '우울한 기분이 회복되는 것이 아니라 우울증이 완치되어 사회적 기능이 완전히 회복되는 것' 이라는 것을 다시 한 번 강조합니다. 부분적인 증상이 완화되었다고 치료의 끝이라고 생각하면 절대 안 됩니다. 재발되지 않도록 완전한 치료가 중요합니다.

충분하지 않은 약물용량

환자들은 가급적 약을 먹지 않으려 하고 가능한 최소량의 약만을 먹고 싶어합니다. 그럴 때마다 저는 이렇게 설명합니다. 한 알 먹으나 반 알 먹으나 어차피 먹는 것은 같은데, 반 알을 먹고 힘들어하지 말고 한 알이든 두 알이든 충분한 용량을 먹고 잘 지내는 것이 낫지 않느냐고 말입니다.

성장하는 자신의 자녀가 필요한 음식만 골라 먹으면 뭐라고 말합니까? 그래 먹고 싶은 만큼만 먹고, 먹고 싶은 음식만 먹으라고 말하나요? 부모는 자녀에게 건강하고 키가 크려면 편식하지 말고 골고루 충분히 식사하라고 권할 것입니다. 이와 마찬가지로 우울증을 치료하려면 충분한 양의 약물이 필요하다는 것을 명심해야 합니다.

충분하지 않은 치료기간

약물용량과 마찬가지로 치료기간도 환자나 보호자들은

임의대로 중단합니다. 앞에서 지적했던 것처럼 증상의 부분적인 완화에 만족해서 그럴 수도 있으며 약물에 대한 편견도 있을 수 있습니다.

그 외에도 약물에 대한 오해로 주변에서 약을 먹지 못하게 빼앗아버리기까지 한다고 합니다. 그래서 우울증 치료를 하는 분들 중에는 기도원이나 절에 가서 안수기도 및 휴양을 하는 경우도 있습니다.

약을 먹으면 뇌가 썩는다는 등의 오인으로 인해 주변에서 약을 빼앗아버리니까 불면증에 시달리다가 결국 도망 나와 병원을 찾는 환자분들이 요즘 같은 문명시대에도 존재하고 있습니다.

앞에서 치료경과에 대해 설명했듯이 약물치료로 호전되는 과정과 시간이 필요합니다. 우울증 치료를 두통이나 소화불량이 있어 진통제나 소화제를 먹으면 해결되는 단방약처럼 생각하면 안 됩니다. '우울증은 충분한 치료용량으로 충분한 치료시간이 경과해야 치료가 된다' 는 것을 명심해 주기 바랍니다.

적절하지 않은 약물 선택

우울증 약물은 이미 약물치료에서 설명했지만 여러 종류의 약물이 있습니다. 자신에게 알맞은 약물을 선택하고 치료에 적절한 용량을 찾아야 합니다. 가족력이 있는 환자는 같은 종류의 약물에 효과적입니다.

하루 이틀, 몇 회 복용해 보고 치료가 안 된다고 말하며, 약이 나빠서, 가격이 싼 약이라서 나에게 맞지 않는다고 약을 중단합니다. 나에게 잘 맞는 약은 비싸고 좋은 약이라며 그런 약으로 지어달라고 하는 분도 있습니다.

정신과 의사는 그 환자에게 가장 적절하다고 판단되는 약을 선택, 결정하여 처방합니다. 약 4주 정도의 충분한 기간 동안 약물 투여를 해보고 효과가 있는지 없는지를 판정하여 없다고 판단되면 다른 종류의 약물로 대체하여 치료합니다. 그렇게 해서 환자에게 가장 잘 맞는 약물 선택을 하여 충분한 용량으로 충분한 기간 동안에 투여를 해야 합니다.

4부
우울증 편견 버리고 극복하기

01

약물치료에 대한 오해

효과적 치료 위해 제대로 알기

우울증의 약물치료에 대한 오해와 사회적 편견이 치료를 지연시키고 방해함으로써 환자로 하여금 심한 고통을 더 오래 겪게 만들고, 나아가 잘 낫지 않아 만성화를 초래하게 됩니다. 따라서 약물치료에 대해 의심이 들거나 부작용이 염려되면 담당 의사와 상의하여 문제를 해결하고 적극적으로 치료하는 자세가 필요합니다.

저에게 진료를 받던 어떤 환자가 이런 말을 합니다. "옆집 아줌마가 우울증 약을 한번 먹으면 머리가 상하고 중독이

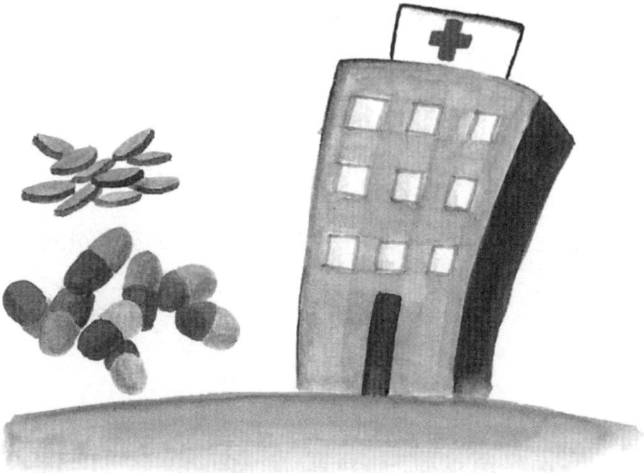

되어 평생 먹고 살아야 하니 먹지 말라고 해서 약을 불규칙적으로 빼먹었어요"라고. 제가 환자에게 반문합니다. 옆집 아줌마와 20년 넘은 의사이자 10년 이상 된 정신과 전문의인 저 둘 중에서 누가 더 전문가인가요? 병원에 같이 오셔서 저와 함께 우울증에 대해서, 우울증 약물에 대해서 얘기해 보자고 제안합니다. 아마도 불안한 마음과 지푸라기라도 잡고 싶은 심정에서 그랬을 겁니다.

이와 같은 약물치료에 대한 오해는 정신과 의사로서 실제로 진료실에서 자주 듣고 경험하는 일입니다. 그렇지만 진료실에서 환자들이나 보호자들에게 그런 이야기를 들을 때마다 사실 좀 황당한 생각이 듭니다. 치료에 전념해야 하는데 정신과의 모든 면에서 편견이 많아서 엉뚱한 데 많은 에너지가 소모되고, 이런 편견을 불식시키고 교육하고 설득하는 데 적지 않은 노력과 정열이 소모됩니다.

약으로 마음을 고치지는 못한다?

사람들이 가장 많이 의문을 품는 것이 '우울증 약을 먹는다고 치료가 될까?' 하는 것이지요. 약으로 마음을 고친다는 것을 이해하지 못하기 때문에 약에 대한 신뢰가 적습니다. 우울증이 기분장애이지만 심리적인 문제, 마음의 문제라고 생각하기에 약물치료보다는 자신의 의지로 가능하다고 생각합니다.

이제는 바로 알고 생각을 바꾸어야 합니다. 코감기가 심해 코가 막히면 정신력으로 뚫을 수 있을까요? 아마도 어리

석은 짓이라고 생각할 것입니다. 마음의 병, 마음의 감기라고 얘기하는 우울증도 마찬가지입니다. 마음으로, 의지로, 정신력으로 고칠 수 있는 것이 아니라 뇌의 신경전달물질의 부족을 외부에서 약물을 통하여 보충해주어야 합니다. 철결핍성 빈혈이 있으면 외부에서 철분제제나 철분이 포함된 식품을 섭취해야 함과 같은 원리입니다.

약에 의존하게 되어 의지를 포기하고 헤어나지 못할 것이다?

약물치료를 통해서 80% 이상을 고칠 수 있기 때문에 충분한 용량을 충분한 기간동안 투약해야 합니다. 최소한 약 6개월 이상은 약을 복용해야 하는데 그렇게 오랫동안 복용하면 약에만 의지해서 사는 것처럼 받아들여 의지를 포기하고 헤어나지 못할 것이라고 생각하는 것은 큰 오해입니다. 약물치료는 반드시 장기간 충분히 복용하여야 치료가 됩니다.

정신과 약은 중독된다?

정신과 약물은 항우울제를 포함하여 다양한 종류가 있으며, 항불안제와 수면제는 의존성 · 습관성 · 중독성이 있습니다. 그러나 누누이 강조하지만 항우울제는 절대 중독되지 않는 약입니다. 중독은 내성과 금단증상이 나타나야 하는데 항우울제는 오래 복용하여도 내성과 금단증상을 전혀 나타내지 않습니다. 안심하시고 아무 걱정 마시고 복용하도록 강력히 권합니다.

정신과 약을 오래 쓰면 바보가 된다?

앞에서 말했듯이 정신과 약을 오래 먹으면 바보가 된다거나 뇌가 썩는다고까지 말하는 사람들이 종종 있습니다.

정신병적 증상을 치료하는 항정신병 약은 약 1년 이상의 장기간 치료를 해야 할 경우가 많으며 기억력 등의 인지기능이 저하되기도 합니다. 급성기 상태의 치료 때와 같이 정신병적 증상 중에 양성증상이 있을 때는 항정신병 약을 사용할 수밖에 없으며 이때 진정효과가 커서 바보같은 모습으로 보일 수 있습니다. 그러나 이 시기만 지나면 진정효과가 사라지면서 바보같은 모습도 없어집니다.

초조성 우울증에서는 불안, 초조감을 없애기 위해서 진정효과가 있는 항우울제를 선택하여 처방합니다. 이때에도 일시적으로 진정되어 바보같이 보일 수 있으나 항정신병 약처럼 심하진 않습니다.

분명한 것은 급성기 시기에 치료하는 과정에서 일시적으로 보이는 현상으로 곧 없어집니다. 항우울제는 절대 바보가 되지 않습니다. 잘못 알고 있는 상식으로 인해 치료 기회를 놓치는 것은 구더기 무서워 장 못 담는것과 다를 바가 없습니다.

정신과 약을 오래 쓰면 다른 약의 효과가 없다?

정신과 약을 오래 복용하면 다른 약의 효과가 없다는 것은 근거가 없는 오해입니다.

약마다 고유의 화학적 성질이 있기 때문에 다른 약과 상호작용을 하여 치료효과 외에 원하지 않는 특이한 반응이 나타나기도 합니다.

그러나 대부분의 약들과 상호작용이 규명되어 있어서 같이 복용했을 때에, 어느 한쪽의 약의 효능을 약하게 또는 강하게 해주기도 하며, 서로 상쇄되어 약해지거나 또는 서로 강하게 시너지 효과를 나타내기도 합니다. 그리고 부작용을 일으키므로 함께 복용하는 것을 피해야만 하는 경우도 있습니다.

정신과 약 역시 정신과 약으로 인한 다른 약의 효과가 어떻게 되는지에 대하여 연구결과가 모두 밝혀져 있습니다. 다른 과 약물들과의 상호작용과 같습니다. 정신과 약이라고 특별히 다르지 않으며, 그 중에 하나의 약일 뿐입니다. 정신과 약을 오래 쓴다고 해도 다른 약의 효과가 없다는 것 역시 오해입니다.

감기약처럼 증상만 나으면 약을 먹지 않아도 된다?

충분한 기간동안 약물치료해야 한다고 몇 번을 강조해도 지나치지 않을 듯합니다. 중도에 의사의 지시에 따르지 않고 약물치료를 중단해서 만성화되는 사례를 너무도 흔하게 임상 진료실에서 경험하기 때문입니다.

감기약, 소화제나 진통제처럼 한두 번 또는 불편한 증상만 나으면 치료되었다고 중단하는 것은 재발의 지름길이요, 만성화의 첨병입니다. 감기약처럼 증상이 호전되었다고 중단하는 것은 절대 금물입니다.

환자 및 가족의 대처방법

02

정서적 지지와 격려

환자의 대처방법

우울증의 치료는 의사가 일방적으로 처방하고 환자는 기다리기만 하면 되는 것이 아닙니다. 우울증을 앓고 있다 하더라도 이를 극복하기 위해 스스로 노력한다면 좀더 나은 결과를 빨리 얻을 수 있습니다. 다음은 환자 스스로 자신을 돕는 방법들입니다. 우울증을 치료하기 위해 스스로 어떻게 대처해야 하는지 잘 알 수 있을 것입니다.

1 우울증은 자신이 약해서 생긴 병이 아니다

환자 스스로 자신이 약해서, 또는 의지가 약해서라고 생각하지 말도록 꼭 권하고 싶습니다. 자신의 가족이나 주변 사람들과 마음을 열고 많은 대화를 나누며 조그만 일이라도 별것도 아닌데 말할 필요가 없겠지 하고 마음속에 담아두지 말고 자주 상담하기 바랍니다. 자기 생각 안에 갇혀 있지 않기를 권합니다.

2 정신과 전문의 등의 전문적 도움을 받는다

저희 병원을 방문하는 환자들 가운데 간혹 전에 치료하던 의사선생님이 자신감을 가지라고 했다며 이해해 주지 않는 것 같아서 병원을 옮기려 한다고 말할 때가 있습니다. 우울증이 있는 경우 마음이 여리고 우유부단해져 결정을 내리기 어려워하니까 따뜻한 격려와 자신감을 갖게 해주어야 합니다.

저의 경우는 환자나 보호자를 나무라지 않는 편입니다. 제 주변의 잘 아는 내과선생님은 환자가 약을 잘 먹지 않거나 방문 날짜에 오지 않고 늦으면 혼을 낸다고 합니다. 내과니까 그럴 수 있겠다 싶지만 정신과에서는 다른 과에 비해서 훨씬 따뜻한 치료자의 태도가 필요합니다.

어떤 환자는 다른 병원에서 혼나본 경험이 있는지 진료실에 들어오자마자 자리에 앉기도 전에 원장님한테 혼날 일이 있다며 고백합니다. 한약을 먹느라고 약을 안 먹었더니 잠도 못 자고 우울증이 더 심해졌다고 합니다. 이미 마음속에 잘못을 알고 있고 언어적으로 표현을 했는데 또 혼낼 이유가 없습니다.

말을 끝낸 환자는 혼날 것을 기대하는데 저는 오히려 칭찬과 격려를 아끼지 않습니다. 뭐가 칭찬할 일이냐고 반문하고 싶겠지요? 거짓 없이 고백하는 모습이 얼마나 좋습니까? 그만큼 치료자와 환자 사이에 조그마한 일도 상의할 수 있는 편안한 분위기가 이루어져 왔다고 자부합니다.

3 치료를 시작하면 곧바로 좋아질 것으로 기대하지 않는다

치료경과에서 이야기했듯이 우울증은 절대 하루아침에 약 몇 알 먹고 나아질 것으로 기대해서는 안 됩니다. 모든 사물의 이치가 그렇듯이 빨리 뜨거워지면 빨리 식는 것처럼 우울증도 마찬가지입니다.

잘 적응해 오다가 갑자기 환경적 스트레스에 큰 충격을 받아서 발생한 우울증은 비교적 빠르게 치료에 반응하여 드라마틱할 정도로 빨리 호전될 수도 있습니다. 그러나 별다른 스트레스도 없는데 성격적인 요인으로 발생한 내인성 우울증은 치료기간이 길어지며 지지부진한 경과를 보이기도 합니다.

원인 결과에 따라서 우울증의 경과가 다르기 때문에 갑자기 좋아질 것이라는 섣부른 기대를 하지 않아야 합니다.

4 중요한 결정은 우울증이 호전한 후로 연기한다

30대 가장이던 회사원, 우울증을 제대로 치료하지 않고 미루다가 잦은 결근으로 회사 일에 펑크내기 일쑤이다 보니 동료에게 미안한 마음에 도저히 회사를 다닐 수 없어 사표를 던져버립니다.

친구들 전화도 피하고 집에서만 칩거하다가 결국은 가족에 이끌리어 정신과에 방문합니다. 이제는 치료가 가장 최우선이기에 정신과 치료한 기록이 남을까 걱정한다든지 주변에서 알면 어떡하나 걱정할 겨를도 없이 곧바로 입원치료를 받아들이게 됩니다.

치료가 된 후 그는 취업이 어려운 현실 속에서 사표를 쓴 것에 대해 후회를 하고 그것이 또 스트레스가 되어 2차적으로 우울증이 와서 입원기간도 길어집니다. 이 시기를 넘겨 호전되어서야 퇴원해 통원치료를 받고 있습니다.

반면에 뒤에 소개할 치료 성공 사례에서 보듯이 50대의 사장님은 증상이 더 악화되기 전에 미리 휴식을 한다고 생각하고 입원을 받아들이고 큰 회사를 정리하려던 결정을 미루었습니다. 치료하고 나서 그 기간이 오히려 회사를 후진국형에서 선진국형 기업 아이템으로 변신할 수 있는 너무도 좋은 계기가 되었다고 합니다.

이렇듯 우울증이 있을 때에는 중요한 결정을 하지 말고 미루도록 강력히 권고합니다. 그렇지 않으면 치료 후에 중대한 영향을 주기 때문입니다.

5 다른 사람들과 함께 지내도록 노력을 한다

우울증이 있으면 혼자 생각에 갇혀 있고, 부정적 사고를 가지고 있으며, 일어날 확률이 낮은 좋지 않은 일에 부풀려 생각을 끊임없이 하며, 혼자 있으면서 자기 생각에 빠져 상상 속에 삽니다.

따라서 사람들과 어울려 지내야 자기 생각에 빠지지 않을 수 있습니다. 다른 사람들과 얘기하다 보면 혼자만의 생각으로 자신에게 일어나지 않을 걱정을 너무 한다고 느낄 수도 있고 다른 사람들의 충고도 받을 수 있습니다. 객관적이고 올바른 판단을 하여 긍정적으로 생각이 바뀔 수 있습니다.

특히 자살 충동이 있는 경우에는 다른 사람과 함께하고 대화해보면, 자살하지 않아도 될 만한 객관적 판단을 얻을 수 있어 자살을 예방할 수 있습니다.

6 기분을 좋게 하는 활동에 참여한다

혼자 있지 않고 다른 사람과 어울려 대화도 하고, 기분좋게 하는 활동에도 참여를 권합니다. 물론 초기에는 활동하는 것도 힘들지만 치료하면서 기력이 생기면 그때는 활동을 해야 합니다. 처음부터 무리하지 않고 산책하는 정도로 시작하다가 점차 활동적인 운동이나 활동에 참가하면 좋습니다.

가족의 대처방법

우울증 환자는 당사자로서 당연히 힘들겠지만 그 가족도 많은 고통을 함께 겪습니다. 그리고 진단을 어떻게 받아야 하고 치료를 시작하면 어떻게 해야 할지 모르기 때문에 어려움을 겪게 됩니다.

또한 우울증 환자를 치료경과에 따라서 어떻게 대해 주어야 할지 몰라서 힘들기도 하고 때로는 잘못된 태도로 마음의 상처를 주기도 합니다. 특히 자살을 기도했던 환자의 가족은 증상이 어느 정도 호전된 후에도 언제 또 그럴지 몰라 항상 불안하고 재발의 두려움을 느낍니다.

그래서 환자 가족이 어떤 마음가짐을 가지고 환자를 어떻게 대해야 할지에 대한 사항을 알아보고자 합니다.

1 시간을 가지고 격려하며 도와주면 분명히 낫는 병임을 명심한다

가족의 입장에서도 질병기간이 길어지면 답답하고 힘들겠지만 환자가 더 힘들다는 것을 명심하고 분명히 좋아질

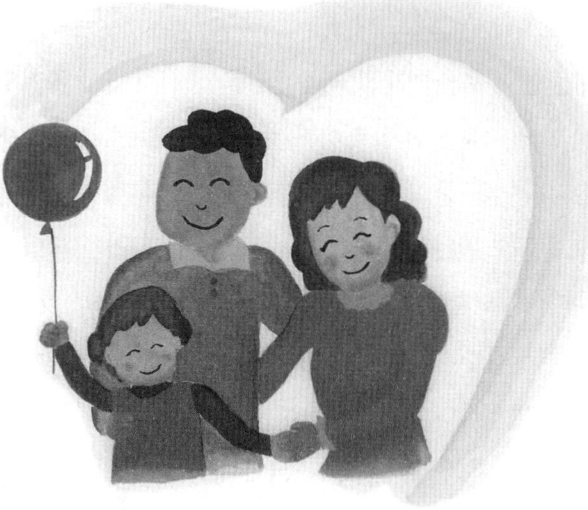

것이라고 격려와 정서적 지지를 보내줘야 합니다. 시간이 걸리는 질병임을 알고 스스로 할 수 있을 때까지 도와주며 기다려 줄 수 있는 마음의 여유를 갖기를 바랍니다. 그리고 분명히 꾸준하게 치료하면 좋아질 수 있는 병이라는 확신을 심어주고 가족 역시 그런 확신을 가져야 합니다.

2 증상에 대하여 비난하지 않는다

가족들이 고의가 아니고 환자에게 잘해준다고 한 말이 오히려 상처를 줄 수 있습니다.

예를 들어 우울증이 오면 밤에 잠을 못 자서 낮에 졸려하거나 할 일도 안하면(실제 환자는 못하는데) 게으르다고 생각합니다. 식구들 밥 먹을 때 같이 밥 먹고 누워서만 있지 말고 친구도 만나고 산에 올라 운동이라도 하라고 권면을 합니다. 더 심각하고 중요한 문제는 "너 때문에 우리가 고생한다"든지 "너가 빨리 나아야 우리가 함께 여행을 가는데"라는 말입니다.

문제는 전자의 경우 증상 때문에 못하는 것이지 안하는 것이 아니라는 점입니다. 후자의 경우 '너 때문에' 라는 것은 매우 민감한 내용으로 우울증 증상 중에 '지나친 죄책감' 이 있는데 네 탓으로 돌리면 환자는 '내가 가족에게 짐이 되는구나. 차라리 나만 없어지면 가족들이 편안할 텐데……' 라고 생각하다가 세상을 떠나려고 자살 시도를 하게 됩니다.

가족의 잘못된 표현이 우울증 환자를 자살에 이르게 할 수 있다는 점을 꼭 명심해야 합니다.

3 환자의 어려움을 충분히 들어주고 이해, 공감을 하되 섣부른 충고는 하지 않는다

환자만큼은 아니겠지만 가족들도 많은 고통을 함께 합니다. 주변에서 환자 가족의 어려움과 고통을 나누며 위로와 격려를 해주는 것이 좋습니다. 또한 가족간의 따뜻한 마음의 대화도 필요합니다. 가족들의 마음이 편안하고 여유가 생겨야 환자에게 짜증내지 않고 충분히 얘기를 들어주며 공감해 줄 수 있습니다.

한 가지 주의할 점은 환자를 이해하고 공감해주어야 하지만 그런다는 이유로 섣부른 충고를 해서는 안 됩니다. 섣부른 충고가 환자의 마음에 상처를 줄 수 있다는 것을 기억해 두기 바랍니다.

4 여러 가지 활동에 참여를 권하되 조급하게 강요하지 않는다

증상 호전의 경과에서 보듯 2~3주가 되어야 식욕이 생기기 시작하여 식사도 하며 상실된 의욕이 회복되고 무기력감이 회복됩니다. 그래서 치료 후 2~3주가 되어야 가벼운 산책 정도를 하게 합니다.

지나치게 강렬한 운동은 피해야 합니다. 아직은 증상의 완전 회복상태가 아니므로 가벼운 정도의 활동만 가능하며 지나친 활동은 권유하지 않아야 합니다. 환자가 운동을 한다고 해도 가급적 가족과 함께 하며, 가족의 보호와 감독이 필요합니다.

5 자살에 대해 말하는 것은 반드시 의사에게 알린다

자살하고자 하는 마음이 있으면 분명히 가족이나 주변 사람에게 언젠가 어떤 방식으로든지 자살에 대한 표현을 하게 됩니다.

우울증의 경우에는 자살 사고 및 시도가 있을 수 있는데, 죽음에 대한 생각이나 자살에 대해 반복적으로 표현을 자주 합니다. 그만큼 고통스럽기 때문에 삶을 포기하고 죽음을 향한 사고나 행동일 수도 있습니다. 그러나 반드시 죽고 싶은 마음이 아니고 자살 제스처로서, 즉 '도움요청 행위(help-seeking behavior)' 일 수도 있습니다.

늘 환자의 언행을 주의깊게 관찰하고 도와줄 수 있는 마음가짐이 필요하며, 그러한 낌새가 있으면 즉시 정신과 의사에게 알려야 합니다.

6 치료를 받도록 적극적으로 권유하고 약을 잘 복용하도록 돕는다

우울증은 반드시 치료가 필요하며 치료 가능한 질병이므로 적극적인 정신과 치료를 받도록 권유하고 약물치료는 중간에 빼먹거나 특정 약을 골라 먹지 말고 꾸준히 지속적으로 복용하도록 도와주어야 합니다.

치료 성공 사례 03

전화위복의 삶

내과에서 불면증으로 치료를 받던 중에 내과선생님의 권유로 정신과에서 전문적으로 치료가 필요하다고 저희 병원에 의뢰된 50대 남자 환자의 치료 사례를 소개합니다. 큰 회사의 사장님이신 그분은 2007년 5월 우울증으로 입원치료 후에 현재는 통원치료를 받고 있는 중입니다. 2007년 8월 폴란드 출장 중에 저에게 보낸 이메일을 그분의 동의를 얻어 그대로 옮겨 놓았습니다. 그리고 독자의 이해를 돕고자 편의상 작은 제목을 넣었습니다.

우울증에 걸린 과정 및 증상의 경과

저는 기계 관련 플랜트 설비를 유럽과 러시아 등지의 해외로 수출하는 회사의 대표이사로, 지난 2년간은 환율의 강세에 따른 원가 절감 문제로 중국에서 중요 부품들을 가공해 왔습니다. 주로 유럽의 회사들과 경쟁을 하기 때문에 높은 품질 유지와 선진형 기술을 개발하는 데 온 힘과 회사의 역량을 투입해 왔습니다.

늘 1년 중 3분의 2 이상을 해외 출장으로 보내면서 과로로 인한 많은 피로가 누적되어 있는 상태였습니다. 그런데 올해 초부터 회사경영상에 현재와 미래에 대한 문제가 겹치게 되면서 깊은 잠을 청할 수가 없었고 늘 가수면 상태로 한달 이상을 보내게 되었습니다.

그러던 중에 절친하게 지내던 내과 의사와 상의한 결과 스트레스가 많은 이유인 것 같다면서 수면제를 처방해주어 한달 반 정도를 복용하였습니다. 하지만 수면제만으로는 도움이 되지 않았고 그 후부터 여러 가지 증상이 나타나기 시작했습니다.

미래에 대한 두려움, 불안감과 의욕상실이 오기 시작했고 또 혼자 생각에 빠져드는 시간이 많아졌습니다. 말수도 적어지고 표정이 굳어지고 어느 것이든지 부정적인 생각만 들면서 나 자신에 대한 죄책감으로 사로잡혔습니다. 그리고 육체적인 증세로는 식사를 전과 같이 할 수 없었고 같은 사안에 대해서 수시로 생각이 변화되며 그 일을 생각할 때마다 가슴이 뛰는 증세도 나타났습니다.

그리고 어느 날부터인가 죽음에 대한 생각이 무의식적으로 다가오며, 그것을 해보고 싶다는 관심이 나도 모르는 사이에 자꾸 엄습해 옴을 느끼기 시작했습니다.

정신과에 방문하게 된 동기

이런 상황이 계속되자 즉시 내과 의사와 상담하였습니다. 내과 의사는 '심한 스트레스에 의한 우울증상' 이라고 하면서 정신과 치료를 받을 것을 적극 권했습니다. 그래서 황원준신경정신과의원을 소개받았고, 즉시 상담과 진료를 받은 결과 바로 단기입원이 필요하다는 진단이 내려져 다음 날 일반 개방병동에 입원하여 치료에 들어갔습니다.

치료 받기 전의 정신과 치료에 대한 선입견

보통 신문이나 매스컴을 통해서 우울증으로 많은 사람들이 고통을 받고 자살이라는 위험에 처하는 상황까지 간다는 것을 피상적으로 알고 있었지만 저에게 우울증이 오리라고는 전혀 생각지도 않았습니다. 우울증과 정신과 치료, 더구나 입원치료까지 해야 한다는 것은 내가 정신병 환자도 아닌데 남의 일이라고 생각해 왔었습니다.

어느 날 해외 출장을 갔다 오는 비행기 안에서 우울증에 대한 특집기사를 접하게 되었습니다. 기사 내용 중에 치료하지 않고 방치하면 극단적으로는 자살까지도 치달을 수 있다고 하여 뭔가 마음에 뭉클하게 와 닿았습니다. 그래서 내과 의사의 정신과 치료 권유를 쉽게 받아들였습니다.

곧바로 정신과에 방문하여 면담을 하면서 입원치료를 권

유받았습니다. 입원 당시 의사는 회사경영에 관한 중요한 결정을 모두 뒤로 미룰 것과 회사 관련한 업무로부터 격리할 것을 당부하면서 최소한 1개월 정도는 입원치료를 받아야 한다고 하였습니다.

이러한 설명을 듣고 나서 망설이지 않고 입원치료를 결정했습니다. 중요한 결정을 하는데 사업가로서 판단을 해야 하듯이 사회적 편견을 가진 정신과 치료 더구나 입원치료까지도 망설임 없이 바로 받아들였습니다. 지금도 전혀 후회 없이 너무 잘한 판단이라고 생각합니다.

치료 받는 과정에서의 변화(신체적 · 정신적 · 변화, 가정 · 직장 등 여러 면에서 생각의 변화)

입원 후 첫 주 동안은 치료로 인한 깊은 수면에 빠져들었는데 그동안 부족했던 수면이 다 보충되는 듯한 기분이 들었습니다. 그 다음 둘째 주가 되면서부터는 그동안 가졌던 불안한 마음과 두려움이 사라지기 시작하면서 마음이 아주

편해졌습니다. 그리고 셋째 주가 되면서 정상적인 일상생활에 대한 생각으로 돌아오기 시작하여 회사 직원들을 병원으로 불러서 회사 업무에 대한 간단한 일을 시작하기에 이르렀습니다. 넷째 주부터는 외출이 허용되어 오후에 회사에 나가 간단한 업무를 보고 돌아왔습니다.

그런데 제가 놀라웠던 것은 그동안 아무 문제가 아닌 것을 그토록 걱정에 사로잡혀 있었고 모든 것을 포기하고 스스로 파괴하려고 했다는 것입니다. 그 이유가 바로 우울증 때문이었다는 것도 알게 되었습니다. 그런 증세가 나타나기 시작한 몇 개월 동안 가족은 물론 회사의 직원 모두를 저로 인해 심한 고통과 걱정에 빠져들게 했습니다.

병원에 입원해 있는 동안 컴퓨터에 있는 가족사진을 비롯해 제가 어릴 때부터 현재까지의 모든 사진을 들여다보면서 가족에 대한 특별한 사랑과 인생의 목적에 대해 많은 생각을 하게 되었습니다. 모든 가족이 해외에 거주하기 때문에 만날 수는 없었지만, 특히 매일 30분씩 걸려오는 사랑하는 아내의 국제전화는 저에게 큰 용기를 주었고 지금도 크게 감사하고 있습니다.

치료 후의 현재 내 모습(오히려 치료 전보다 더 좋아진 모습)

저는 사업가로서 많은 세상적인 욕심으로 인해 이러한 우울증이 오게 된 것을 깨달았습니다. 그래서 좀더 마음의 여유를 갖고, 욕심을 줄이는 자세를 갖게 되었습니다. 오히려 입원기간 동안에 숙원이었던 사업내용이 후진국형에서 선진국형의 사업형태로 자연스럽게 구조조정이 되어 사업에 더욱 자신감이 붙었습니다.

나 자신이 가족과 직원들에게 얼마나 중요한 존재인가를 더욱 깨닫게 되어 건강 관리에 보다 더 신경쓰게 되었고, 가족과 임직원들을 더욱 사랑하고 귀하게 생각하게 되었습니다. 그리고 우울증이라는 고통을 안고 있는 다른 사람들을 더욱더 이해하며 살 수 있는 정신적 여유까지 갖게 되었습니다.

신체적인 큰 변화는 병원에서의 규칙적인 생활과 식사로 인해 체중이 줄기 시작하였고, 이를 기회로 입원 중 비만클리닉을 동시에 받았습니다. 매일 아침저녁으로 한 시간씩

걷기를 시작해 87kg의 체중이 81kg로 줄고 체지방이 정상적으로 돌아오면서 이로 인해 평소 갖고 있던 고혈압, 당뇨가 정상으로 돌아왔습니다. 퇴원 후 지금까지도 계속적으로 규칙적인 생활과 운동으로 전보다 건강한 모습으로 지내고 있습니다.

우울증 환자에게 권하고 싶은 말

우울증 증상이 나타나기 시작할 때는 절대 스스로 판단하지 말고 반드시 정신과 전문의와 상담을 하는 것이 무엇보다도 중요하다는 것을 꼭 말하고 싶습니다.

저도 처음에는 우울증 증상을 종교적인 것과 관련지어 해결하려고 노력을 해보았습니다. 하지만 그것은 결코 도움이 되지 않을 뿐더러 오히려 적기에 치료할 시기를 놓쳐서 좋지 않은 결과를 초래하게 됨을 깨닫게 되었습니다.

가족에게 권하고 싶은 말

주변 사람이나 가족 중에 우울증 증세가 나타났을 경우 갑자기 발병한 것이 아니라 오래 전부터 그 원인이 쌓여왔다는 것을 이해하고 도움을 주어야 합니다. 특히 가족의 사랑이 가장 중요합니다. 그래서 저는 '우리 가족이 저에게 특별히 용기를 주었고 늘 사랑하고 있다는 것을 확신해 주며 도움을 주었던 것' 에 깊이 감사합니다.

우울증 예방법 04

황원준의 마음성형 프로젝트

우울증이나 스트레스를 예방하기 위해서는 이들 질환을 유발하는 유전적 요인들, 생물학적 요인들, 그리고 심리 · 사회적 요인들을 밝혀내는 것이 중요합니다. 여기서는 치료적 측면을 떠나 이제 우울증을 어떻게 예방할 수 있는지 알아보려고 합니다.

황원준의 마음성형 프로젝트

① 혼자 있지 말고 어울려라(relationship)

② 무조건 참지 말고 할 말은 하자(verbal and nonverbal expression)

③ 적절하게 감정을 표현하자(timing & dosage)

④ 거울을 보자(mirroring)

⑤ 부정적인 생각과 집착에서 벗어나자(positive brain washing)

⑥ 수면 위생(sleep hygiene)

⑦ 마음을 열자(open mind, sound mind)

⑧ 따스한 햇빛을 쪼이며 걷자(lighting & walking)

⑨ 즐거운 생각을 하자(positive thinking)

⑩ 모든 일에 감사하며 살자(giving thanks)

혼자 있지 말고 어울려라(relationship)

우울증에 걸리면 사람을 만나기가 싫어지고 친구 전화가 와도 전화 자체도 받기 싫어하고 집에만 틀어박혀 있습니다. 이렇게 집에 혼자 있게 되면 부정적인 생각, 세상에 나 혼자라는 생각, 자신은 불필요한 존재라는 생각이 들면서 더욱더 우울한 기분에 빠져들게 됩니다.

그럴수록 혼자 있는 시간을 줄이고 가족, 친구나 애인 또는 전에 만나던 모임에 나가 이야기도 나누고 어울리면 기분이 훨씬 좋아집니다.

혼자 있게 되면 사업이나 중요한 결정을 무리하게 판단하거나 잘못된 결론으로 나중에 후회를 하게 됩니다. 주변 사람들과 만나서 대화를 해야 자신의 부정적인 판단을 깨닫고 올바르게 결정할 수 있습니다.

자꾸 사람들과 어울려야 우울증을 빨리 벗어날 수 있으며 가벼운 우울상태에서는 예방도 가능해집니다. 적어도 다음의 지침들을 꼭 실천하기 바랍니다.

실천 지침

■ 매일 가족들과 함께 식사하자.

■ 늘 진행해오던 모임에 참석하자.

■ 혼자 있으면 누구라도 전화 통화를 하자.

무조건 참지 말고 할 말은 하자 (verbal and nonverbal expression)

우울한 사람들은 자신의 감정을 누군가에게 말하는 것이 더 나은 삶은 위해 해야 하는 첫 번째 일입니다. 자신이 편하다고 느끼는 전문가나 부모 · 친척 · 친구 · 이웃 · 성직자에게 최대한 도움을 청해봅니다. 도움이란 현실적으로 문제되는 것을 꼭 해결해 달라는 것은 아닙니다. 자기 마음속에 갈등이나 고통을 혼자만 간직하고 고민하지 말라는 것입니다.

참을 인(忍)자 셋이면 살인도 면한다 했고, 시집가는 딸에게는 벙어리 3년, 봉사 3년, 귀머거리 3년을 살라고 주문할 정도로 예로부터 참으라는 교육을 많이 해왔습니다. 그래서 '화(火)' 라는 분노감, 적대감, 미움을 마음속 깊이 각인하고 살다보니 그것이 결국 '화병(火病)' 을 일으킵니다.

[사례] 고부간 갈등이 심한 40대 중년 주부

진료실을 찾아온 40대 중년 주부는 시집온 지 벌써 20여 년이 넘었는데도 명절에 시댁을 가지 못한다고 했습니다. 처음에는 잘 다녔는데 시어머니와 시누이와의 갈등으로 왕래가 끊기고, 남편과 아이들만 시댁에 보내고 혼자 집에 남아있는다고 했습니다.

그 주부는 시집살이를 하면서 시어머니에 대한 두려움마저 생겨 뭐라고 불만을 말하고 싶어도 못하고 살아왔다고 호소했습니다. 그후 치료하면서 많은 호전을 보여 한번 부딪혀보기로 했습니다. 힘들면 입원해서라도 고쳐줄 테니 용기를 내서 부딪혀보자고 격려를 했습니다.

결과는 대성공이었습니다. 시어머니는 며느리를 붙잡고 울면서 "그렇게 마음고생하는지 몰랐다"고 말했고, 서로 그동안 마음속에 담아두었던 얘기를 다 털어놓았다고 합니다.

고부간 갈등 문제 외에도 부부문제가 있어 진료실을 방문하는 사람들도 많습니다. 그들은 배우자에 대해 10년, 20년 이상 살았으면서 내 맘 하나도 몰라준다고 불평을 합니다. 그러나 결코 말로 표현하지 않으면 상대방은 뭐가 불만이고 불평이 있는지 모르며 무엇 때문에 고통을 받는지 알 수 없다는 것을 알아야 합니다.

이런 문제를 가지고 상담하러 온 부부들을 보면 사는 모습이나 환경이 다 다르지만 마음의 병을 일으키는 발생기전은 분노와 화를 적절하게 풀지 못하고 마음속에 깊이 삭이며 차곡차곡 쌓아두는 것이 원인입니다.

그런데 무조건 참지 말고 할 말은 하라고 하니까 시도 때도 없이 아무에게나 겁 없이 하게 되면 큰코다칠 수 있습니다. 할 말은 하되 때와 장소를 가리고 적절한 타이밍과 얼마나 어떻게 표출해야 할까는 다음에서 설명하겠습니다.

실천 지침

- 남 눈치 보지 말고 내 중심으로 말하자.
- 말 속에 내 감정을 잘 비벼서 감정을 표현하자.
- 싫은 것은 싫다고 거절해 보자.

적절하게 감정을 표현하자(timing & dosage)

우리는 늘 스트레스를 접하고 살아갑니다. 스트레스를

받고 화가 날 일이 하루에도 수없이 일어납니다. 스트레스를 받을 경우 자신의 감정 조절이 안 되면 공격적 행동이나 언어적 감정 표출을 합니다. 그러나 그렇게 하고 나면 후회하기 일쑤입니다. 이것은 감정 조절을 하지 못해서 나오는 감정적 행동의 결과이기 때문입니다.

자신의 감정을 조절하지 못하면 평소 이성적이고 합리적인 판단에 의한 행동이 둔화됩니다. 그래서 충동적이고 공격적이고 과격한 행동이 남에게 향하면 남 탓을 하고 남을 해칠 수도 있습니다. 반대로 자신에게로 향할 수 있으며, 그것이 바로 자해 또는 자살입니다.

따라서 혼자 있지 말고 사람들과 어울리고 할 말을 하고 살아야 합니다. 어떻게 해야 하는지 방법이 문제이며, 감정을 적절하게 표출하라는 뜻입니다. 감정 조절하라는 것은 화를 내지 말고 참기만 하라는 것이 결코 아닙니다. 상황에 따라(timing) 적절하게(dosage) 표출해야 합니다.

[사례] 30대 후반의 사업가 부인

부부갈등이 있는 30대 후반의 부인이 입원을 했습니다. 15년 동안 결혼생활을 하면서 무능력하고 자기 위주로 생활하던 남편에 대한 분노가 엄청나게 쌓여 있었습니다. 면담 내내 남편에 대한 불만을 내뿜듯이 마구 쏟아내었습니다.

보다 못해 간호사가 "남편만 탓하지 말고 남편의 입장도 생각해 보세요. 부인도 남편에게 잘못한 것이 있지 않습니까?"라고 말하자 그 부인은 자기 남편에 대해서 알지도 못하면서 그런 말을 한다며 머리 잡고 싸웠습니다.

이 경우 간호사는 환자가 분노 표출을 어느 정도하고 난 후에 비로소 자신의 문제가 무엇인지를 직면(confrontation)시켜야 하는데 적절한 타이밍이 아니었기 때문에 발생한 것입니다. 자녀들이 부모의 기분상태를 잘 맞춰 용돈을 달라고 해야 함을 기억할 것입니다.

실천 지침

- 하고 싶은 말은 바로 지금 하자.
- 일이 있었던 그 자리에서 말하자.
- 충분히 하고 싶은 얘기를 다 하자.

거울을 보자(mirroring)

진료실에서 '거울 보기' 숙제를 자주 냅니다. 피부과나 성형외과도 아니고 왜 거울을 보라고 할까 의문이 들 것입니다. 일과를 마치고 집에 오면 조용한 시간에 혼자 거울을 들여다 보세요.

처음에는 쌍꺼풀이 있는지, 어디에 주름이 좀 늘었는지, 피로해서 눈이 충혈이 되었는지 얼굴의 상태가 보일 것입니다. 멈추지 마시고 계속 들여다보기 바랍니다. 시간이 흐를수록 육체의 눈에서 마음의 눈으로 바뀌게 됨을 느낄 것입니다. 즉 내 마음속으로 빠져들게 되고 내 감정 상태를 들여다보는 마음의 눈이 생기게 됩니다.

낮 동안에 직장이나 학교에서 다른 사람들과 있었던 일들이 생각납니다. 생각나는 그 일들은 대수롭지 않은 일이 아니고 내 감정을 뒤흔든 일들입니다. 당시에는 얼굴에 미소를 띠며 별일이 아닌 것처럼 묻어 넘겨버린 일들입니다. 이제 지긋이 눈을 감고 그 일을 생각하며 내가 그 일에 취했던 대응행동을 떠올려 봅니다. 그리고 감정반응을 어떻게 보였는지 알아보세요.

평소 남들에게 착한 사람, 화도 안 내는 좋은 사람, 늘 웃음을 잃지 않는 사람으로 평판이 나 있다면 꼭 이 방법을 사용해 보시기 바랍니다.

임상 경험에서 자살한 환자를 두고 주변의 반응은 평소 늘 밝고 리더하던 사람인 줄 알았는데 자살하다니 믿을 수가 없다고 놀랍니다. 이에 대해 저는 수중발레로 설명을 합니다. 카메라맨은 가끔 물 속을 보여줍니다. 물 위에 보이는 예술적인 아름다움을 위해 물 속에서는 엄청난 몸짓, 발짓을 합니다.

우리도 남이 보는 내 겉모습인 객체의 나(I)가 있고 나만이 아는 속모습인 주체의 나(me)가 있습니다. 남들이 밝게만 보는 내 겉모습이 남들이 모르는 내 속모습과 얼마나 근접해 있는지가 중요합니다. 비슷한 사람은 스트레스를 덜 받을 것이지만, 차이가 큰 사람은 그런 속모습을 보이지 않으려고 엄청난 노력과 정신에너지를 소비하기 때문에 스트레스를 받을 수밖에 없습니다.

거울을 보면 그런 내 속모습을 알 수 있습니다. 알고 나면 겉모습과 비슷하도록 노력해야 합니다. 100명의 모든 사람에게 좋은 사람으로 보일 수는 없습니다. 남이 나를 어떻게 평가할지에 대하여 지나치게 의식하지 말고 적절하게 악역도 해보고 싫은 소리도 하고 거절할 수도 있어야 합니다.

거울을 보면서 실제 상황이라고 생각하고 거절하는 연습, 감정을 표현하는 연습, 자기 생각이나 뜻을 주장하는 연습을 해보기 바랍니다. 운동선수가 연습을 열심히 해야 실전에서 실력을 발휘하듯이 큰 소리로 연습해보기 바랍니다.

그러면 어느 날 나도 모르게 남에게 거절도 하고 반대도 하고 감정 표현이나 자기 주장을 하는 모습을 발견하고 놀랄 때가 있을 것입니다. 그때 성취감 내지 감정의 환기(ventilation)를 느끼며 자신감을 갖게 될 것입니다.

마지막으로 거울을 보며 큰 소리로 웃어보기 바랍니다. 거울을 보며 얼굴표정을 밝게 그리고 다양하게 표정을 지으며 웃어보고, 입을 크게 벌려보거나 이상한 표정을 지어 웃어보기 바랍니다.

큰 소리를 내며 웃어보고, 박수를 크게 치며 웃어보고, 배꼽 빠지게 배를 움켜쥐고 웃어보고, 손바닥으로 책상을 치며

발을 동동 구르며 웃어보고, 큰 소리로 몸짓과 발짓을 하며 바닥에 데굴데굴 구르며 웃어보기 바랍니다. 옆에 누가 있던 상관하거나 눈치보지 말고 웃어보기 바랍니다.

'웃는 사람에게는 많은 복이 온다(笑門萬福來)', '한 번 웃으면 한 번 젊어지고, 한 번 화내면 한 번 늙는다(一笑一少, 一怒一老), 당신이 웃고 있는 한 위궤양은 악화되지 않는다(패티우텐), 우리는 행복하기 때문에 웃는 것이 아니고 웃기 때문에 행복하다(윌리엄 제임스). 모두 웃음이 건강이나 일상생활에 얼마나 중요한지 보여주는 말들입니다.

웃음은 아무리 강조해도 지나치지 않습니다. 최근에는 웃음으로 치료하는 '웃음요법'까지 등장하여 신체질환 및 정신질환자에게 보조적으로 치료에 이용되고 있습니다.

실천 지침

- 거울을 보며 나의 속모습을 찾아보자.
- 거울을 보며 실컷 소리 질러 화를 분출해 보자.
- 거울을 보며 소리를 내며 다양한 표정으로 웃어보자.

부정적인 생각과 집착에서 벗어나자 (positive brain washing)

우울증의 전형적인 문제는 자신에 대한, 자신의 환경 그리고 미래에 대한 부정적인 사고체계입니다. 자신에게 좋은 장점이 있음을 발견하지 못하고 단점만을 찾아내 자신을 못난 놈으로 평가절하해 버립니다.

부정적인 생각에 집착하지 말고, 잊어버릴 것은 과감히 망각해버릴 수 있어야 합니다. 인간에게 망각이 있다는 게 얼마나 좋은지 모릅니다. 여러분도 살아오는 동안에 잘못이나 실수, 좋지 않은 기억들이 있을 것입니다. 그런 좋지 않았던 일을 다 기억하고 산다면 얼마나 괴로울까요?

부정적인 생각이나 집착을 벗어나려고 하는 것 자체가 오히려 부정적인 집착을 하게 됩니다. 자연스럽게 좋은 생각, 긍정적인 생각으로 사고의 전환을 가져보기 바랍니다.

긍정적인 생각이 기분을 좋아지게 합니다. 정서적으로 안정되고 정신적 에너지를 부정적이고 비생산적인 것에 대한 관심에서 건설적이고 생산적인 일상생활에 전념할 수 있게 됩니다.

우선 하루 일과 중에서 좋은 일만 기억하고 마음속에 저장하려고 노력해 보세요. 자신의 장점을 잘 파악하고 '나는 그런 사람이야' 라고 스스로에게 자주 암시하고 최면을 걸어보기 바랍니다. 즉 긍정적인 세뇌가 필요합니다(positive brain washing).

남들이 '황원준' 하면 '에너지 넘치는 사람' 또는 '황사진' 이라고 부릅니다. 여러분도 남에게 보여지는 자신(I)을 좋은 이미지로 부각시킬 수 있는 운동, 사진, 그림 그리기, 여행, 댄스 등 취미생활이나 특기를 전문가적 수준으로 키워보기 바랍니다.

실천 지침

- 좋지 않은 기억은 빨리 잊어버리자.
- 자신의 장점을 구체적으로 하루에 3회 이상 떠올리며 말로 표현해보자.
- 긍정적인 자기 암시와 최면을 걸어보자.

수면 위생(sleep hygiene)

위생(衛生, hygiene)은 '건강의 보전과 증진을 도모하고 질병의 예방과 치유에 힘쓰는 일' 이라고 사전적 의미를 갖습니다. 좀더 폭넓게는 우리가 얼굴이나 외모를 건강하고 아름답게 가꾸는 것을 포함합니다.

얼굴이나 손발의 위생, 구강 위생 등의 '개인 위생' 이 있고, 개인과 다른 '사회 위생' 이 있고, 신체적 위생에 대비해서 '정신 위생' 이 있습니다. 그리고 수면에도 '수면 위생' 이 있습니다. 수면 위생 하면 수면을 어떻게 건강하고 아름답게 할까 의문을 가질 것입니다.

정신과 치료는 궁극적으로 인간의 의식주 문제와 관련되어 있다고 말할 수 있습니다. 인간의 식사, 대 · 소변 문제를 비롯해 수면은 성장과정에서 인격 형성에 중요한 역할을 합니다. 특히 수면은 정신건강에 매우 중요합니다.

수면의 중요한 기능은 낮 동안의 손상된 부분을 회복시키고, 낮 동안의 생존 기능과 본능적 보존 기능을 준비, 조절 및 연습을 합니다. 또한 낮 동안의 학습된 정보를 재정리,

재학습 및 기억을 돕습니다. 그리고 감정조절 기능으로 불쾌하고 불안한 감정을 '꿈' 으로 정화시킴으로써 다음 날 아침에 상쾌한 기분을 맞이하게 합니다.

많은 사람들이 수면에 대한 여러 가지 잘못된 상식을 가지고 있습니다. 다음과 같은 수면 위생을 알고 가능한 한 습관으로 잘 키워 나가면 좋으리라 생각합니다.

1 수면은 다음 날 '몸과 마음이 상쾌하다' 고 느낄 정도면 충분하다

'조금 더 자야 되는데, 이 정도는 부족한데, 학교나 직장에 가면 졸릴 텐데' 라는 부정적인 생각을 하지 말아야 합니다. '이 정도면 돼, 내일 저녁에 좀더 자야지, 내일은 잘 수 있을거야' 라는 긍정적 기대와 생각을 가지고 낮 동안의 생활을 영위해 보기 바랍니다.

평소 수면시간에만 침대에 있는 것이 좋습니다. 너무 오랫동안 누워있는 것은 조각 잠이나 얕은 잠과 밀접한 관계가 있습니다. 못 잤다고 느끼거나 좀더 자야 한다는 생각에 필요 이상으로 침대에 누워있지 말아야 합니다.

2 매일 기상시간을 규칙적으로 하자

잠드는 시간과 무관하게 매일 일정한 시간에 일어나는 습관을 가지면 좋습니다. 일정한 시간에 일어나야 그날 밤 깊은 잠에 들 수 있습니다. 늦게 잤다고 늦게 일어나면 그날 저녁에 잠들기 어려워지게 됩니다.

3 매일 적당한 양의 운동을 하자

위의 두 가지가 가장 중요한 수면 위생입니다. 거기에 매일 적당한 운동을 하는 것을 포함하여 가급적 잘 지키면서 생활하는 것이 수면 위생에 좋습니다.

너무 힘들게 하면 근육통으로 수면을 오히려 방해합니다. 잠이 오지 않는다고 지나칠 정도로 운동을 과하게 하면 피로해서 잠을 잘 것이라고 생각하지만 실제는 그렇지 않습니다. 가벼운 산책 정도가 좋습니다.

4 적당한 실내온도와 소음이 있는 수면환경을 조성하자

실내온도가 너무 덥거나 춥다든지 너무 조용한 것도 잠을 깨기 때문에 적당히 조절해야 합니다. 수면이 방해되지 않을 정도의 수면에 좋은 작은 소리의 음악을 듣는 것도 좋습니다.

5 자기 전 가벼운 음식을 먹자

배고픔은 잠을 깨우므로 자기 전에 적당히 우유나 가벼운 스낵 등을 먹는 것도 도움이 됩니다. 우울증으로 폭식 또는 과식을 하거나 지나치게 배고프면 수면에 방해를 받을 수 있습니다. 소화가 잘 되는 가벼운 음식을 적당하게 먹음으로써 수면에 방해받지 않도록 합니다.

6 자기 전에 물을 많이 마시지 말자

수면 중에 잦은 소변으로 잠을 깨면 다시 잠들기 어려우므로 자기 전에 너무 많은 물을 마시지 말아야 합니다.

7 초저녁에 카페인이 함유된 음료나 술을 피한다

술은 긴장을 이완시켜 잠을 잘 오게는 하지만 자주 깨게 하며 깊은 잠을 방해합니다. 그래서 자고 나면 개운하지 않고 잠잔 것 같지 않다고 느낍니다. 카페인이 든 커피나 음료 등도 초저녁에는 피해야 합니다.

8 담배를 자주 만성적으로 피우지 않는다

특히 잠 자기 전에는 담배도 각성을 시키므로 피해야 합니다.

9 잠이 오지 않으면 억지로 침대에 누워있지 말자

잠이 오지 않을 경우 억지로 자려고 하지 마세요. 억지로 잠을 청하려고 하는 것도 그 자체가 스트레스가 되어 불안, 초조해져 잠을 방해를 합니다. 이때는 침대에 누워있지 말고 일어나 불을 켜고 침대에서 벗어나 잠이 올 때까지 주제가 가벼운 책이나 흥미롭지 않은 지루한 책을 읽어보기 바랍니다.

10 잠자기 전 20분 정도 뜨거운 샤워(체온을 올리는)를 해보자

체온이 너무 떨어지지 않도록 따뜻한 물로 샤워를 하여 체온을 올린 뒤 잠자리에 들도록 합니다.

11 낮에 아무리 복잡한 일이 있더라도 그날 자기 전에 정리하자

가능한 한 단순하고 편한 마음으로 잠자리에 드는 습관이 필요합니다. 낮 동안에 있었던 기분 나쁜 일이나 지나친 업무 등으로 인하여 수면 동안에 꿈으로 나타나 수면을 방해할 수 있습니다. 낮 동안에 좋지 않았던 감정을 풀어버리고, 내일 해야 할 업무를 지나치게 걱정하지 말고 편안한 마음으로 잠자리에 들어야 합니다.

실천 지침

- 어제 못 잔 과거 일은 잊어버리자.
- 오늘 아침은 '그 정도면 잘 잤구나, 오늘 아침 상쾌하구나'라고 느끼자.
- 늦게 잠들었어도 기상시간은 일정하게 일어나자.

마음을 열자(open mind, sound mind)

마음을 열고 대화를 하자고 사람들은 쉽게 말하는 것 같습니다. 마음을 연다고 하는 것은 결코 쉽지만은 않습니다. 실제 진료실에서 마음을 치료하는 의사인 저와도 마음을 여는 데 무려 5년이 걸린 환자가 있습니다.

어느 여고생은 진료실에 말없이 앉아 있으면서 "내가 무엇 때문에 왔는지 맞춰보세요"라고 말합니다. 잠시 침묵이 흐르고, 저는 "글쎄요 학생이 말해주지 않으면 내가 어떻게 알겠습니까?"라고 말했습니다. 말을 마치자마자 그 여학생은 "돌팔이군요"하며 한마디 툭 내뱉었습니다.

어느 학자가 말했습니다. "자기의 마음을 여는 열쇠는 마음 안쪽에 달려 있어서 안쪽에서 자기가 열어야 한다"고 말입니다. 우울한 마음은 내 감정에 빠져 내 안에 갇혀 있기 십상입니다. 그 암울한 울타리에서 벗어나야 살 수가 있습니다. 그러기 위해서는 자존심, 체면, 걱정, 창피함, 비난을 받을까 두려워 말고 마음을 활짝 열어야 합니다. 그리고 진솔한 대화를 나누기 바랍니다. 진솔한 대화란 일상에서 일어나는 사건 위주의 대화가 아니고 내 마음속의 감정을 드러내는 감정의 언어를 통한 대화입니다.

상대방이 내 맘을 안 받아줄까봐 혼자서 지레짐작하고 표현하지 않으면 상대방도 당신이 뭐가 불편한지 몰라 도와 줄 수가 없습니다. 분명한 것은 무거운 마음의 문을 열고 대화하면 죽을 수밖에 없다고 생각했던 문제들이 너무도 쉽게 풀린다는 사실입니다.

속마음을 여는 데 중요한 요인 중에 하나는 받아주는 쪽에서도 속마음을 털어놓을 수 있는 분위기를 만들어줘야 한다는 것입니다. 뭔가 마음을 열려고 하는데 '빨리 말해라, 답답해 죽겠다' 든지 충분히 얘기하도록 여유있게 들어주지 못하고 다그치거나 톡톡 잘라버리면 안 됩니다.

성격적으로 내성적, 소극적이며 소심하고 자신이 쉽게 상처를 받기 때문에 상대방도 쉽게 상처를 받을까봐 말을 못하는 사람입니다. 마음을 여는 데는 친숙해지는 시간이 필요하고 내가 얘기하면 받아줄 수 있겠다는 확신이 서야 비로소 마음을 엽니다. 그런 따뜻하고 편안한 분위기를 만들어주어야 합니다.

실천 지침

- 미리 판단해서 피하지 말고 마음을 열어라.

- 가식을 버리고 속에 있는 대로 차라리 단점을 보여라.
- 역지사지, 역할을 바꾸어 보자.

따스한 햇빛을 쪼이며 걷자(lighting & walking)

해가 뜨면 양지와 음지가 있기 마련입니다. 우울증 환자는 음지를 더 좋아합니다. 머리로는 안 그래야지 하면서도 자꾸 어두운 골방에서 움직이지 않으려 합니다. 그럴수록 우울증 환자는 우울한 터널 속으로 한없이 빠져들어 갑니다. 지금은 귀찮고 하기 싫어도 밖으로 나와야 합니다. 밖에는 따스한 햇볕과 밝은 햇빛이 기꺼이 우리를 반겨줍니다.

진료실에서 하루에 30분 이상 오전과 오후 2회 이상 걸어 다니라는 숙제를 내줍니다. 처음부터 등산을 하거나 조깅을 하라고 하면 안 됩니다. 산책 정도의 가벼운 운동을 하면서 자연스럽게 햇볕과 햇빛을 쪼이게 합니다.

햇볕과 햇빛은 대뇌로부터 활력을 느끼게 하고 여러 신경전달물질을 생산해 내기 때문에 우울증 치료에 필요합니다. 그리고 운동은 항진된 자율신경 기능을 정상화시켜 주어 과긴장된 불안을 이완시켜줍니다.

가정 내에서도 가급적 환하게 밝혀 두고 지내도록 합니다. 이것이 우울증의 광선치료요법과 운동요법입니다.

실천 지침

- 따뜻한 햇볕과 밝은 햇빛을 쪼이자.
- 한 번에 30분 이상, 하루 2회 이상 걷자.
- 즐거운 식사, 적절한 운동, 충분한 휴식을 하자.

즐거운 생각을 하자(positive thinking)

우울증이 있는 사람들은 한결같이 부정적인 생각에 빠져 있는 것을 볼 수 있습니다. 부정적인 생각은 모든 일에 흥미를 떨어뜨리고, 자신을 무력하고 무가치한 사람으로 취급해버립니다.

이러한 생각을 없애려는 노력과 더불어 즐거운 생각, 긍정적인 생각(positive thinking)을 하도록 노력해야 합니다. 긍정적인 생각을 하라는 주문은 주변에서 끊임없이 듣지만 말처럼 결단코 쉽지 않습니다.

노먼 빈센트 필은 "노(no)를 거꾸로 쓰면 전진을 의미하는 온(on)이 된다. 모든 문제에는 반드시 문제를 푸는 열쇠가 있다. 끊임없이 생각하고 찾아 내어라"라고 말합니다.

노(no)를 온(on)으로 바꾸는 데에는 칭찬이 최고입니다. 남을 칭찬하다 보면 내 마음이 긍정적으로 바뀌게 됩니다. 칭찬을 하려면 상대방의 좋은 점을 찾아내야 하기 때문에 그 사람이 좋아보이고 예뻐보입니다. 자연스럽게 대인관계도 좋아집니다.

실천 지침

- 스트레스를 피할 수가 없으면 즐겨라.
- 마치 어린애처럼 퇴행을 해보자.
- 다른 사람을 하루 2회 이상 칭찬하라.

모든 일에 감사하며 살자(giving thanks)

감사하면 할수록 감사할 일이 꼭 생깁니다. 우리 자녀가 기형이나 질병 없이 건강하게 태어나줌을 감사해야 합니다. 원하는 아들, 딸을 나아야 감사할 일입니까? 우리 주변에 교통사고나 산업재해가 얼마나 많습니까? 특별한 사고 없이 귀가해주는 가족이 얼마나 감사하고 행복합니까? 별다른 일이 없음이 감사할 일입니다.

부부갈등이 심한 어떤 부부에게 하루에 두 번씩 칭찬하도록 숙제를 내주었더니 1주일 후에 외래내원해서 숙제를 못했다고 멋쩍어합니다. 1주일 동안 14번의 칭찬이 어렵다는 것입니다. 평소 사이가 안 좋았으니까 좋은 점이 있을 리 없겠지만 그렇다고 부부치료 중인데, 미운 짓을 하지도 않았는데도 어려워합니다.

우리가 칭찬을 하거나 받는데 너무 인색하게 살아서 그렇습니다. 값비싼 옷 한 벌 사줘야 고맙다고 표현을 하고, 뭐 대단한 게 있어야 칭찬을 할까요? 집에서 아내가 웃는 얼굴로 맞이해주면 고마운 일이지요. 맛있는 음식을 해주는 아내가 얼마나 고맙습니까?

한 가지 더 예를 들어 보겠습니다. 자녀교육을 하면서 내 자녀에게 우리는 얼마나 칭찬과 격려를 잘하며 감사하고 살까요? 칭찬에 인색한 자녀가 학교에서 선행상을 받았습니다. 부모에게 칭찬받으려고 상장을 가지고 곧장 집에 달려가서 보여주었습니다. 그런데 엄마의 반응은 이렇습니다. "뭐 대단한 것도 아니구만 공부나 열심히 해서 성적이나 올려라."

어떤 회사원의 경우 부모에게 끊임없이 칭찬을 받으려고 노력했으나 인정받지 못하면서 자랐습니다. 결국 그는 직장에 다니면서 늘 무시당하고 자발성이 없고 회피적으로 변화되어 깊은 우울증에 빠졌습니다.

내 자녀에게, 내 아내에게, 내 남편에게 칭찬과 격려를 하면서 작은 것에도 감사하기 바랍니다. 불평은 우울과 자살을 가져오지만, 감사는 축복을 낳습니다. 더 큰 감사는 상상하지 못할 더 큰 축복을 가져옵니다.

40대 후반의 직장인 한 분은 스스로에게 긍정적인 생각과 감사하며 살려고 명함처럼 가지고 다니는 글귀가 있다면서 제게 보여주었습니다. "사랑합니다, 감사합니다, 행복합니다"라고 적힌 글귀를 부적처럼 가지고 다니며 주문한다고 합니다. 여러분도 이제부터 실천해 보세요. 틀림없이 행복이 보장됩니다.

실천 지침

■ 나 자신을 사랑해 보자.

■ 남에게 행복한 얼굴을 보여주자.

■ 작은 일이라도 감사하다고 말하자.

이상과 같이 열거한 10가지를 다 잘하면 우울증도 마음의 병도 걸릴 이유가 없을 것입니다. 그러나 쉬운 일이 아닙니다. 저는 그 중 3가지만이라도 실천해 보라고 권합니다. 거울 보기, 마음을 열고 감정을 표현하기 그리고 칭찬하기를 매일매일 실천하면 최소한 우울증은 걸리지 않을 것이라고 강조합니다. 그렇게 살았는데도 우울증이 걸렸다면 찾아오시라고, 무료로 고쳐주겠노라고 하며 격려합니다.

05 우울증에 좋은 음식

부족한 신경전달물질 보충

우울증은 세로토닌, 도파민, 노르에피네프린 등의 부족으로 비정상적인 세포막, 신경의 손상, 세포 내 비효율적인 에너지 생산 등의 생물학적 원인으로 발생합니다. 그에 연관된 다양한 증상이 나타나기 때문에 부족한 신경전달물질을 보충해 주기 위해 외부에서 투여 또는 섭취해 주어야 합니다. 우울증에 좋은 보조제 또는 음식이라 함은 부족한 신경전달물질을 보충해 줄 수 있는 직접적인 건강기능식품이나 음식을 말합니다.

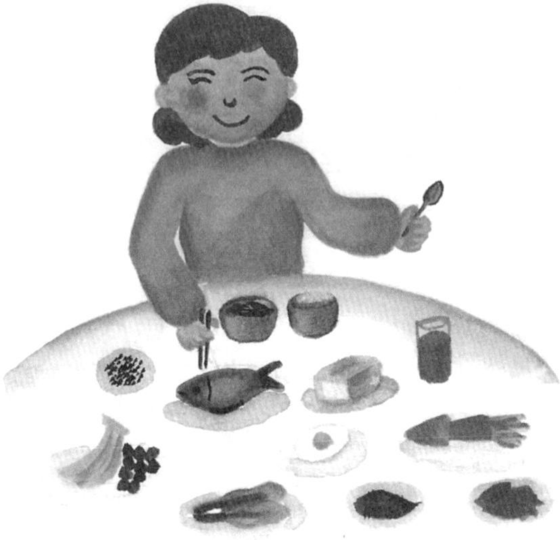

분명한 것은 우울증이 아닌 우울한 기분 정도의 질병 수준이 아닐 때에는 우울증을 예방하기 위하여 섭취하여야 합니다. 그러나 질병 수준의 우울증이면 그런 건강기능식품이나 음식으로는 치료가 되지 않을 뿐더러 그런 것에만 의존하면 오히려 우울증을 악화시켜 만성화될 수 있습니다.

우울증이라고 하더라도 예방 겸 치료를 위하여 약물치료 등의 정신의학적 치료를 하면서 말 그대로 보조적으로 사용해야 합니다. 우울증에 좋은 보조제는 우울한 기분, 경미

한 우울증에서 항우울제를 복용하면서 병행하여 섭취하면 항우울 효과의 시너지를 가질 수 있습니다.

무엇보다도 중요한 것은 3대 영양소인 단백질 · 지방 · 탄수화물의 균형적인 식사를 하루 세끼 빼먹지 않고 하는 것입니다. 이외에 종합비타민, 비타민 B 정제, 비타민 C와 비타민 E, 셀레늄(항산화제), 종합미네랄 정제, 오메가-3 지방산, 육류 등을 골고루 섭취해야 합니다.

다음에서 좀더 구체적으로 우울증 예방 및 보조적 치료에 도움을 줄 수 있는 성분이나 음식을 알아보려고 합니다.

단백질 : 필수 아미노산

단백질은 우리 몸에 반드시 필요한 영양소 중 하나입니다. 사람은 체내에서 생성될 수가 없어 외부에서 섭취해야만 하는 단백질 중에 필수 아미노산이 있습니다. 그 중에 트립토판(tryptophan), 페닐알라닌(phenylalanine), 티로신(tyrosine) 등은 우울증 개선에 효능이 있다고 합니다.

식물성 단백질과 동물성 단백질을 골고루 섭취하여야 하며, 특히 식물성 단백질을 더 많이 섭취하는 것이 좋습니다.

1 트립토판

세로토닌이라는 호르몬은 긴장을 해소해주고 행복감을 느끼게 하는 기능이 있습니다. 우울증은 혈중 세로토닌의 농도가 낮아서 발생합니다. 그래서 이 부족한 세로토닌의 혈중 수치를 올려주는 우울증 치료제가 사용됩니다.

트립토판은 필수아미노산의 하나로 세로토닌을 만드는 원료입니다. 트립토판은 비타민 B_6, 비타민 C, 엽산, 마그네슘 등의 도움을 받아 세로토닌을 만듭니다.

트립토판이 많이 들어있는 음식은 치즈, 우유, 바나나, 두부, 땅콩, 계란, 살코기 등입니다.

2 페닐알라닌과 티로신

페닐알라닌과 티로신이라는 아미노산은 도파민과 노르에피네프린의 전구체로서 우울증 치료제인 MAO 억제제나 선택적 세로토닌 재흡수 억제제(SSRI)와 함께 복용하면 상승

효과를 나타내며, 감정의 강하를 막아주고 스트레스를 이겨내어 우울증 치료와 식욕을 조절하는 데 효과적입니다.

페닐알라닌과 티로신이 도파민과 노르에피네프린으로 변하는 과정에서 SAMe(S-adenosylmethionine), 비타민 B_6, 비타민 C 등의 도움이 필요합니다. SAMe, 비타민 B_6, 비타민 C도 우울증 개선에 도움이 됩니다.

티로신은 검정참깨 등에 들어있으며, 페닐알라닌은 화인스위트 등의 인공감미료에 많이 들어있습니다.

어유(fish oil) : 오메가-3 지방산

생선을 많이 섭취하는 국민일수록 우울증의 발병률이 적다(Joseph, 1998)는 연구와 우울증에 걸린 사람이 적혈구 막의 DHA수치가 낮다(Peet, 1998)는 연구 발표가 있습니다.

생선의 어유에는 흔히 머리 좋아지게 하는 DHA와 EPA라고 알려진 오메가-3 지방산이 풍부하게 함유되어 있는

데, 우울증에도 효과가 있음이 밝혀지고 있습니다.

오메가-3 지방산은 세포막의 유동성을 증가시키고, 뇌세포간 상호작용 및 개선을 통해 혈소판 응집 저하, 심장 발작이나 뇌졸중의 위험도 감소시킨다고 알려져 있습니다. 또한 오메가-3 지방산은 기분을 고조시켜 우울증에 효과가 있으며, 사고의 명확성, 정신적 안정, 집중력과 주의력 향상, 시력을 향상시켜줍니다.

오메가-3 지방산은 고등어, 꽁치, 연어, 참치 등 생선에 많이 들어있습니다.

미네랄

1 칼슘

칼슘은 중추신경 기능을 촉진시키고 신경흥분을 진정시키는 작용을 가지며, 알칼리성 식품으로 신경안정 효과를 나타냅니다. 칼슘이 부족하면 뇌의 활동이 저하되고 초조하거나 우울해지고, 사고력이 저하될 수 있습니다.

칼슘이 많이 들어있는 음식은 우유 등 유제품, 다시마 · 미역 · 파래 등 해조류, 녹색잎 채소, 브로콜리, 정어리, 고등어, 연어, 말린 새우, 대합, 굴, 아몬드, 호두, 해바라기씨, 참깨, 콩류, 두부, 통밀 등입니다.

2 마그네슘

마그네슘은 근육과 신경의 기능을 유지하고, 세로토닌을 만드는 데 도움을 주며 혈중 세로토닌을 증가시켜 우울증에 효능이 있습니다.

마그네슘은 현미, 곡류, 녹색잎 채소, 감자, 옥수수, 호박, 파슬리, 땅콩, 호두, 완두콩, 아몬드, 견과류, 요구르트, 치즈, 오징어, 미역, 새우, 굴 등에 많이 들어있습니다.

비타민

1 비타민 B_1(thiamine)

비타민 B_1은 기분과 원기, 기민성, 학습과 기억, 사고의 속도, 언어구사 능력, 주의집중, 시각에 영향을 줍니다. 비타민 B_1은 탄수화물과 아미노산이 ATP로 대사되는 데 꼭 필요하며, 뇌의 작용을 정상적으로 지켜주어 인지 기능에 도움을 줍니다. 이것은 불안과 초조, 스트레스 등에 시달리는 현대인에게 권장할 만합니다.

비타민 B_1은 우유, 기름기를 뺀 돼지고기, 육류, 가금류, 생선, 유제품, 계란, 통밀, 콩류, 견과류, 바나나, 포도, 배, 시리얼 등에 많이 들어있습니다.

2 비타민 C(ascorbic acid)

부신피질호르몬은 우리의 몸을 스트레스로부터 지켜주는 역할을 하는데, 비타민 C가 부신이라는 장기에서 생성되는 부신피질호르몬의 생산을 촉진시켜줍니다. 비타민 C는 알칼리성 식품으로 신경안정 효과를 나타냅니다.

비타민 C는 열대과일, 브로콜리, 파프리카, 피망, 딸기, 양배추, 토마토, 감자, 녹황색 채소, 레몬, 시금치 등에 많이 들어있습니다. 동물체 내에서는 부신피질 속에 특히 많이 들어있습니다.

비타민 C는 다른 포유류와 달리 사람과 원숭이는 체내 합성이 불가능하므로 음식물을 통해 섭취해야만 합니다. 성인의 1일 권장섭취량은 약 75mg입니다.

3 엽산(folic acid)

엽산은 DNA 합성을 비롯한 많은 대사반응에 있어 비타민 B_{12}와 협조하며, 뇌의 혈액순환을 증강시키고 우울증을 호전시킵니다. 엽산의 저하에 따른 정신질환 증세는 특히 노인에게서 많이 나타는데, 한 연구에 의하면 엽산의 저하는 치매를 30% 증가시킨다고 합니다.

'호모시스테인(homocystein)'은 메티오닌이란 필수 아미노산을 분해할 때 생성되는 중간 부산물로, 혈중 호모시스테인 수치가 높아지면 심근경색, 뇌졸중, 당뇨, 암, 치매에 걸릴 확률이 매우 높아진다고 알려져 있습니다. 그리고 엽산은 호모시스테인의 수치를 저하시킨다는 연구 보고가 있습니다.

엽산은 바나나, 오렌지주스, 브로콜리, 시금치, 아스파라거스, 양배추 등 신선한 야채와 과일에 많이 들어있습니다.

그리고 계란, 콩류, 통밀, 견과류, 육류 등에도 다량 함유되어 있습니다. 엽산의 1일 권장섭취량은 400mcg입니다.

4 비타민 B_{12}(cobalamin)

비타민 B_{12}는 나이가 들수록 점차 부족해집니다. 일반적으로 60~69세 때는 25%, 70~79세 때는 32%, 80세 이상에서는 40% 이상이 부족합니다.

그 이유는 위에서 비타민 B_{12}는 위산에 의해서 파괴되어 흡수되는데 나이가 들수록 위산 분비가 저하되어 비타민 B_{12}를 파괴시키지 못하기 때문입니다.

비타민 B_{12}의 부족은 나이와 연관된 인지기능 저하의 증상과 비슷하며 감정변화, 집중력 및 기억력 저하가 나타나고 판단력이 떨어집니다.

비타민 B_{12}는 쇠간, 쇠고기, 동물성 식품, 달걀, 우유, 치즈, 버터, 햄, 오징어, 굴, 김, 감자, 꽁치 등에 풍부합니다. 1일 권장섭취량은 100~1,000mcg으로 경구 투여, 근육주사나 혈관주사를 하면 효과가 더 좋습니다.

요한초

세인트 존스워트(St. John's Wort)라고도 부르며, 학명은 *Hypericum perforatum*으로 히페리신(hypericin)을 함유하고 있어서 예로부터 우울증 치료제로 사용되어 왔습니다.

우리나라에서도 우울증 치료제로서 일반의약품으로 시판되기도 했으며, 의약품으로는 전문의약품보다 효과가 떨어져 병의원에서 거의 처방되지 않고 있습니다.

요한초는 불면증이나 스트레스 해소 등의 목적으로 허브차로 마시기도 합니다.

06 우울증에 좋지 않은 음식과 약물

당분 및 카페인 많은 음식은 피하자

커피, 알코올, 담배, 베이킹소다, 냉동식품, 부패된 지방, 홍차, 탄산음료, 설탕, 과자, 초콜릿 등 당분이 많은 음식은 세로토닌의 분비를 감소시키므로 우울증에 좋지 않습니다.

스트레스, 고열, 엑스레이(방사선), 공기오염, 피임약, 항생제, 코르티손 관장제, 화학적 이뇨제, 제산제, 아스피린 등의 약제도 우울증을 유발할 수 있으므로 가급적 피하는 것이 좋습니다.

커피, 홍차, 콜라 등 카페인이 많이 들어있는 음식은 밤에 잠을 못 이루게 할 수 있습니다. 특히 우울증 환자의 경우에 음주는 좋지 않습니다. 많은 사람들이 잠이 안 올 때 술을 마시면 잠을 잘 잔다고 잘못 생각하고 있습니다.

하지만 실제로는 오히려 알코올이 깊은 잠을 방해하여 아침에 일어나면 숙면을 취하지 못해 개운한 느낌을 받지 못합니다. 그리고 알코올의 대사산물인 아세트알데히드가 우울증을 악화시키기 때문에 우울증 시기에 음주는 피해야 합니다.

부록

우울증 자가진단 테스트

이 질문지는 여러분이 일상생활에서 경험할 수 있는 내용들로 구성되어 있습니다. 아동청소년 우울증, 성인기 우울증, 노년기 우울증 시기별로 구분하여 우울증을 선별할 수 있는 자가검진 척도를 소개합니다.

BDI(우울 정도 측정)

성인기의 우울증을 선별하기 위한 척도검사입니다.

이름 ____________ **나이** ____세 **성별** 남 / 녀	
작성일 ______ 년 ____ 월 ____ 일	

각 내용은 모두 네 개의 문장으로 되어 있는데 문장들을 자세히 읽어보시고, 그 중 오늘을 포함하여 지난 일주일 동안의 자신을 가장 잘 나타낸다고 생각하는 한 문장만을 선택해야 하며, 반드시 너무 오래 생각하지 마시고 솔직하게 문장을 체크하십시오.

1. ① 나는 슬프지 않다.
   ② 나는 슬프다.
   ③ 나는 항상 슬프고 기운을 낼 수 없다.
   ④ 나는 너무나 슬프고 불행해서 도저히 견딜 수 없다.

2. ① 나는 앞날에 대해서 별로 낙심하지 않는다.
   ② 나는 앞날에 대해서 용기가 나지 않는다.
   ③ 나는 앞날에 대해 기대할 것이 아무것도 없다고 느낀다.
   ④ 나의 앞날은 아주 절망적이고 나아질 가망이 없다고 느낀다.

3. ① 나는 실패자라고 느끼지 않는다.
   ② 나는 보통사람들보다 더 많이 실패한 것 같다.
   ③ 내가 살아온 과거를 뒤돌아보면 실패투성이인 것 같다.

④ 나는 인간으로 완전한 실패자라고 느낀다.

4. ① 나는 전과 같이 일상생활에 만족하고 있다.
② 나의 일상생활은 예전처럼 즐겁지 않다.
③ 나는 요즘에는 어떤 것에서도 별로 만족을 얻지 못한다.
④ 나는 모든 것이 다 불만스럽고 싫증난다.

5. ① 나는 특별히 죄책감을 느끼지 않는다.
② 나는 죄책감을 느낄 때가 많다.
③ 나는 죄책감을 느낄 때가 아주 많다.
④ 나는 항상 죄책감에 시달리고 있다.

6. ① 나는 벌을 받고 있다고 느끼지 않는다.
② 나는 어쩌면 벌을 받을지도 모른다는 느낌이 든다.
③ 나는 벌을 받을 것 같다.
④ 나는 지금 벌을 받고 있다고 느낀다.

7. ① 나는 나 자신에게 실망하지 않는다.
② 나는 나 자신에게 실망하고 있다.
③ 나는 나 자신에게 화가 난다.
④ 나는 나 자신을 증오한다.

8. ① 내가 다른 사람보다 못한 것 같지는 않다.
② 나는 나의 약점이나 실수에 대해서 나 자신을 탓하는 편이다.
③ 내가 한 일이 잘못되었을 때는 언제나 나를 탓한다.

④ 일어나는 모든 나쁜 일들은 다 내 탓이다.

9. ① 나는 자살 같은 것은 생각하지 않는다.
② 나는 자살할 생각을 가끔 하지만, 실제로 하지는 않을 것이다.
③ 자살하고 싶은 생각이 자주 든다.
④ 나는 기회만 있으면 자살하겠다.

10. ① 나는 평소보다 더 울지는 않는다.
② 나는 전보다 더 많이 운다.
③ 나는 요즈음 항상 운다.
④ 나는 전에는 울고 싶을 때 울 수 있었지만, 요즈음은 울래야 울 기력조차 없다.

11. ① 나는 요즈음 평소보다 더 짜증을 내는 편은 아니다.
② 나는 전보다 더 쉽게 짜증이 나고 귀찮아진다.
③ 나는 요즈음 항상 짜증을 내고 있다.
④ 전에는 짜증스럽던 일에 요즘은 너무 지쳐서 짜증조차 나지 않는다.

12. ① 나는 다른 사람들에 대한 관심을 잃지 않고 있다.
② 나는 전보다 다른 사람들에 대한 관심이 줄었다.
③ 나는 다른 사람들에 대한 관심이 거의 없어졌다.
④ 나는 다른 사람들에 대한 관심이 완전히 없어졌다.

13. ① 나는 평소처럼 결정을 잘 내린다.
② 나는 결정을 미루는 때가 전보다 더 많다.
③ 나는 전에 비해 결정을 내리는 데에 더 큰 어려움을 느낀다.
④ 나는 더 이상 아무 결정도 내릴 수가 없다.

14. ① 나는 전보다 내 모습이 더 나빠졌다고 느끼지 않는다.
② 나는 나이 들어 보이거나 매력없어 보일까봐 걱정한다.
③ 나는 내 모습이 매력없게 변해버린 것 같은 느낌이 든다.
④ 나는 내가 추하게 보인다고 믿는다.

15. ① 나는 전처럼 일을 할 수 있다.
② 어떤 일을 시작하는 데에 전보다 더 많은 노력이 든다.
③ 무슨 일이든 하려면 나 자신을 매우 심하게 채찍질해야만 한다.
④ 나는 전혀 아무 일도 할 수가 없다.

16. ① 나는 평소처럼 잠을 잘 수가 없다.
② 나는 전에만큼 잠을 자지는 못한다.
③ 나는 전보다 한두시간 일찍 깨고 다시 잠들기 어렵다.
④ 나는 평소보다 몇 시간이나 일찍 깨고, 한번 깨면 다시 잠들 수 없다.

17. ① 나는 평소보다 더 피곤하지는 않다.
② 나는 전보다 더 쉽게 피곤해진다.

③ 나는 무엇을 해도 피곤해진다.
④ 나는 너무나 피곤해서 아무 일도 할 수 없다.

18. ① 내 식욕은 평소와 다름없다.
② 나는 요즈음 전보다 식욕이 좋지 않다.
③ 나는 요즈음 식욕이 많이 떨어졌다.
④ 요즈음에는 전혀 식욕이 없다.

19. ① 요즈음 체중이 별로 줄지 않았다.
② 전보다 몸무게가 2kg가량 줄었다.
③ 전보다 몸무게가 5kg가량 줄었다.
④ 전보다 몸무게가 7kg가량 줄었다.
▲ 나는 현재 음식 조절로 체중을 줄이고 있는 중이다.(예 / 아니요)

20. ① 나는 건강에 대해 전보다 더 염려하고 있지는 않다.
② 나는 여러 가지 통증, 소화불량, 변비 등과 같은 신체적 문제로 걱정하고 있다.
③ 나는 건강이 염려되어 다른 일은 생각하기 힘들다.
④ 나는 건강이 너무 염려되어 다른 일은 아무것도 생각할 수 없다.

21. ① 나는 요즈음 성(sex)에 대한 관심에 별다른 변화가 있는 것 같지는 않다.

② 나는 전보다 성(sex)에 대한 관심이 줄었다.
③ 나는 전보다 성(sex)에 대한 관심이 상당히 줄었다.
④ 나는 성(sex)에 대한 관심을 완전히 잃었다.

총점 ________

채점방법 ①번 : 0점 ②번 : 1점 ③번 : 2점 ④번 : 3점으로 채점하여 각 문항 점수를 합산하여 총점을 구합니다.

해석지침 점수의 범위는 최소 0에서 63점까지입니다.

- **0~9점 우울하지 않은 정상 기분상태** : 현재 기분상태를 잘 유지하세요. 귀하는 건강하십니다.
- **10~15점 가벼운 우울상태** : 정상 기분상태에 가깝지만 스트레스 받으면 우울증에 빠질 우려가 있으므로 예방적 스트레스 관리가 필요합니다. 예방을 위하여 정기적인 운동 및 적절한 음식 섭취가 필요합니다.
- **16~23점 중한 우울상태** : 우울한 기분 정도를 벗어난 우울증 질병 상태이므로 정신과 전문적인 재평가 및 치료가 꼭 필요합니다. 정신과적 치료와 함께 햇빛을 보며 하루에 30분 이상, 2회 이상 걷기(working)가 필요합니다.
- **24~63점 심한 우울상태** : 반드시 정신과 전문적 평가 및 치료가 필요한 상태입니다. 절대로 미루지 마시고 정신과 진료 및 약물치료(항우울제 등) 등을 받으시기를 적극 권해드립니다.

소아 우울 척도
(CDI : Kovacs' Children's Depression Inventory)

아동청소년의 우울증 척도검사로 초등학교부터 고등학생의 우울증을 선별하기 위한 척도검사입니다.

이름 ______________ **나이** _____세 **성별** 남 / 녀	
작성일 ________ 년 _____ 월 _____ 일	

다음 각 문항에는 여러분의 느낌과 생각에 대한 것이 적혀 있습니다. 그 중에서 지난 2주 동안의 나를 가장 잘 나타내어 주는 문장을 하나 골라주십시오. 이것은 정답을 고르는 것이 아닙니다. 단지 자신에게 가장 잘 해당된다고 생각하는 것을 하나 골라주시면 됩니다.

1. ① 나는 가끔 슬프다.
   ② 나는 자주 슬프다.
   ③ 나는 항상 슬프다.

2. ① 나에겐 모든 일이 제대로 되어갈 것이다.
   ② 나에게 제대로 되어가는 일이란 없다.
   ③ 나는 일이 제대로 되어갈지 확신할 수 없다.

3. ① 나는 대체로 무슨 일이든지 웬만큼 한다.
② 나는 잘 못하는 일이 많다.
③ 나는 모든 일을 잘 못한다.

4. ① 나는 재미있는 일들이 많다.
② 나는 재미있는 일들이 더러 있다.
③ 나는 어떤 일도 전혀 재미가 없다.

5. ① 나는 가끔 못됐다.
② 나는 못됐을 때 많다.
③ 나는 언제나 못됐다.

6. ① 나는 가끔씩 나에게 나쁜 일이 일어나지 않을까 생각한다.
② 나는 나에게 나쁜 일이 일어날까 걱정한다.
③ 나는 나에게 무서운 일이 일어나리라는 것을 확신한다.

7. ① 나는 나 자신을 좋아한다.
② 나는 나 자신을 좋아하지 않는다.
③ 나는 나 자신을 미워한다.

8. ① 잘못되는 일은 보통 내 탓이 아니다.
② 잘못된 일 중 내 탓인 것이 많다.
③ 잘못된 일은 모두 내 탓이다.

9. ① 나는 자살을 생각하지 않는다.
② 나는 자살에 대하여 생각은 하지만, 그렇게 하지는 않을 것이다.
③ 나는 자살하고 싶다.

10. ① 나는 때때로 울고 싶은 기분이 든다.
② 나는 울고 싶은 기분인 날도 많다.
③ 나는 매일 울고 싶은 기분이다.

11. ① 간혹 이 일 저 일로 해서 성가실 때가 있다.
② 이 일 저 일로 해서 성가실 때가 많다.
③ 이 일 저 일로 해서 늘 성가시다.

12. ① 나는 사람들과 함께 있는 것이 좋다.
② 나는 사람들과 함께 있는 것이 싫을 때가 많다.
③ 나는 사람들과 함께 있는 것을 전혀 원치 않는다.

13. ① 나는 쉽게 결정을 내린다.
② 나는 어떤 일에 대한 결정을 내릴 수가 없다.
③ 나는 어떤 일에 대한 결정을 내리기가 어렵다.

14. ① 나는 괜찮게 생겼다.
② 나는 못생긴 구석이 약간 있다.
③ 나는 못생겼다.

15. ① 나는 별로 어렵지 않게 학교 공부를 해낼 수 있다.
② 나는 학교 공부를 해내려면 많이 노력하여야만 한다.
③ 나는 학교 공부를 해내려면 언제나 노력하여야만 한다.

16. ① 나는 잠을 잘 잔다.
② 나는 잠들기 어려운 밤이 많다.
③ 나는 매일 밤 잠들기가 어렵다.

17. ① 나는 가끔 피곤하다.
② 나는 자주 피곤하다.
③ 나는 언제나 피곤하다.

18. ① 나는 밥맛이 좋다.
② 나는 밥맛이 없을 때가 대부분이다.
③ 나는 밥맛이 없을 때가 많다.

19. ① 나는 몸이 쑤시고 아프다든지 하는 것에 대해 걱정하지 않는다.
② 나는 몸이 쑤시고 아픈 것에 대해 걱정할 때가 많다.
③ 나는 몸이 쑤시고 아픈 것에 대해 항상 걱정한다.

20. ① 나는 외롭다고 느끼지 않는다.
② 나는 자주 외롭다고 느낀다.
③ 나는 항상 외롭다고 느낀다.

21. ① 나는 학교 생활이 재미있을 때가 많다.
② 나는 가끔씩 학교 생활이 재미있다.
③ 나는 학교 생활이 재미있었던 적이 없다.

22. ① 나는 친구가 많다.
② 나는 친구가 좀 있지만 더 있었으면 한다.
③ 나는 친구가 하나도 없다.

23. ① 나의 학교 성적은 괜찮다.
② 나의 학교 성적은 예전처럼 좋지는 않다.
③ 내가 예전에 무척 잘하던 과목에서 요즈음 성적이 뚝 떨어졌다.

24. ① 나는 다른 아이들처럼 착하다.
② 나는 내가 마음만 먹으면 다른 아이들처럼 착할 수가 있다.
③ 나는 절대로 다른 아이들처럼 착할 수가 없다.

25. ① 분명히 나를 진심으로 좋아하는 사람이 있다.
② 나를 진심으로 좋아하는 사람이 있을지 확실하지 않다.
③ 나를 진심으로 좋아하는 사람은 아무도 없다.

26. ① 나는 나에게 시킨 일을 대체로 한다.
② 나는 나에게 시킨 일을 대체로 하지 않는다.

③ 나는 나에게 시킨 일을 절대로 하지 않는다.

27. ① 나는 사람들과 사이좋게 잘 지낸다.
② 나는 사람들과 잘 싸운다.
③ 나는 사람들과 언제나 싸운다.

총점 ________

채점방법 ① : 0점 ② : 1점 ③ : 2점이 주어지며, 각 문항의 점수를 합산하여 총점을 구합니다.

해석지침

점수의 범위는 최소 0에서 54점까지입니다. 한국판 연구결과를 토대로 다음과 같이 평가할 수 있습니다.

- **0점~21점 정상범위** : 현재 상태를 잘 유지하세요.
- **22~25점 약간의 우울상태** : 혼자라고 생각하지 말고 부모님이나 선생님 등 주변 사람들과 대화를 자주 나누세요.
- **26~28점 상당한 우울상태** : 전문적 상담 및 평가가 필요합니다. 주변에서도 따뜻한 관심과 사랑을 나누어 주세요.
- **29점 이상 매우 심한 우울상태** : 정신과적 진료가 꼭 필요합니다.

노인 우울 척도 – 단축형
(SGDS : Short Form of Geriatric Depression Scale)

노인기의 우울증을 선별할 수 있는 척도검사입니다.

이름 ____________ **나이** ____세 **성별** 남 / 녀	
작성일 ______ 년 ____ 월 ____ 일	

다음 각 문항을 잘 읽고 자신의 상태를 잘 나타내면 '예'에, 잘 나타내지 않으면 '아니오'에 동그라미해 주십시오.

1. 현재의 생활에 대체적으로 만족하십니까? 예 / 아니오
2. 요즘 들어 활동량이나 의욕이 많이 떨어지셨습니까? 예 / 아니오
3. 자신이 헛되이 살고 있다고 느끼십니까? 예 / 아니오
4. 생활이 지루하게 느껴질 때가 많습니까? 예 / 아니오
5. 평소에 기분은 상쾌한 편이십니까? 예 / 아니오
6. 자신에게 불길한 일이 닥칠 것 같아 불안하십니까? 예 / 아니오
7. 대체로 마음이 즐거운 편이십니까? 예 / 아니오
8. 절망적이라는 느낌이 자주 드십니까? 예 / 아니오
9. 바깥에 나가기가 싫고 집에만 있고 싶습니까? 예 / 아니오
10. 비슷한 나이의 다른 노인들보다 기억력이 더 나쁘다고 느끼십니까? 예 / 아니오

11. 현재 살아있다는 것이 즐겁게 생각되십니까? 예 / 아니오

12. 지금의 내 자신이 아무 쓸모없는사람이라고
느끼십니까? 예 / 아니오

13. 기력이 좋으신 편이십니까? 예 / 아니오

14. 지금 자신의 처지가 아무런 희망도 없다고
느끼십니까? 예 / 아니오

15. 자신이 다른 사람들의 처지보다 더 못하다고
느끼십니까? 예 / 아니오

총점 ________

채점방법 1 · 5 · 7 · 11 · 13번은 '아니오'에 1점이며, 나머지 번호는 '예'에 1점씩입니다.

해석지침 점수의 범위는 최소 0에서 15점까지입니다. 한국판 연구 결과를 토대로 다음과 같이 평가할 수 있습니다.

- **0~9점 정상범위** : 일상적인 운동과 휴식으로 건강을 유지하세요.
- **10~15점 주요 우울증 상태** : 반드시 정신과 전문의와 상담하시기 바랍니다.

CONCLUSION

글을 마치면서

우울증에 대한 책을 내자고 권유받았을 때 꼭 쓰고 싶었던 글이라서 내심 반가웠고 고생스러운지 모르고 준비했습니다. 저는 정신과 의사로서 우울증 치료를 받으면 훨씬 건강하고 즐거운 생활을 영위할 수 있는데 편견으로 인해 정신과 치료를 회피하다가 더 악화되어 삶이 망가지는 경우를 많이 보아왔습니다.

정신과, 정신과 약물 그리고 우울증 등에 대하여 많은 사람들이 편견과 오해를 가지고 있습니다. 그로 인해 적절한 시기에 적절한 치료를 받으면 완치될 질병을 그만 치료시기를 놓쳐 환자는 물론 그 가족의 고통이 배가 됨을 임상에서 자주 경험합니다. 저는 안타까운 마음에서 그러한 편견을 버리고 제대로 알게 하고자 이 책을 쓰게 되었습니다.

막상 책을 다 쓰고 나니 일반인이나 정신과 의사가 아닌 다른 의료인들에게 더 편견을 갖지 않을까 두렵습니다. 장님이 코끼리 만지듯 어느 한 부분 내용만 가지고 전체인 양 치료에 부정적이면 어떡하나 걱정이 되기도 합니다. 책 내용 중에 어느 한 부분에만 집착하지 마시고 넓게 읽고 이해해 주시기 바랍니다.

의료인, 상담기관의 상담가, 학교 진로상담교사, 사회사업가 등 정신건강을 다루고 계신 분들이 우울증 환우분들을 도와주시는 데 활용되기를 바랍니다. 특히 우울증을 앓고 있는 환우분이나 가족들에게는 우울증 상태를 이해하고 치료하는 데 적극적인 도움을 줄 수 있는 자료가 되기를 희망합니다.

아무튼 자그마한 이 책이 여러 사람에게 희망과 용기를 줄 수 있기를 바라며 우울증에서 벗어나 늘 웃음을 잃지 않고 행복이 넘쳐나기를 기도합니다. 부족한 내용이 있으면 다음 기회에 추가해서 증보판으로 발간하도록 노력하겠습니다. 출판의 기회를 주신 중앙생활사와 박종운 님에게 감사드립니다. 귀찮음을 마다하지 않고 끝까지 모니터해준 아내와 두 아들에게도 고마움을 전하며 이 책을 바칩니다.

참고문헌

- 김종주 역. 역동정신의학. 하나의학사. 1986.
- 두산백과사전 EnCyber & EnCyber.com
- 민성길. 최신정신의학 제4개정판. 일조각. 2005.
- 이근후 외 14명 역. 정신자애의 진담 및 통계편람 제4판. 하나의학사. 1995.
- 이부영 역. ICD-10[정신 및 행태장애]. 일조각. 1994.
- 이영호, 송종용. BDI, SDS, MMPI-D 척도의 신뢰도 및 타당도에 대한 연구. 한국심리학회지 : 임상, 15권 1호, 98-113. 1991.
- 이택중. 신경정신과 지필검사집 개정판. 베스트플랜. 2005.
- 이홍식, 유계준. 임상정신약물학. 하나의학사. 1993.
- 조맹제, 배재남, 서국희, 함봉진, 김장규, 이동우, 강민희. DSM-III-R 주요우울증에 대한 한국 어판 Geriatric Depression Scale(GDS)의 진단적 타당성 연구. 신경정신의학, 38권 1호, 48-63.1999.
- 조수철, 이영식. 한국형 소아 우울 척도의 개발. 신경정신의학, 29, 943-956. 1990.

- Beck, A. T. Depression : Clinical, Experimental, and Theoretical Aspects. New York : Harper & Row. 1967.
- Kovacs, M. The Children's Depression Inventory : A Self-rated Depression Scale for School-aged Youngsters. Unpublished Manuscript. University of Pittsburgh. 1983.
- Yesavage, J. A., Brink, T. L. Rose, T. L. & Leirer, V. O. Development and validation of geriatric depression screening scale : A Preliminary report. Journal of Psychiatric Research, 17, 37-49. 1983.

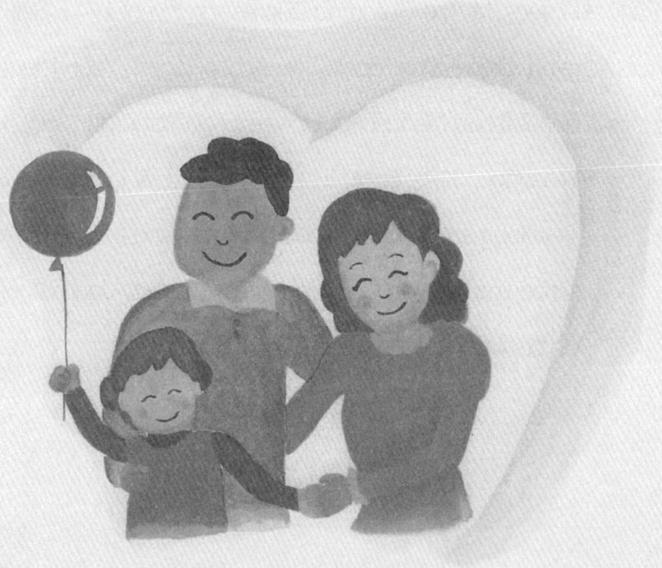

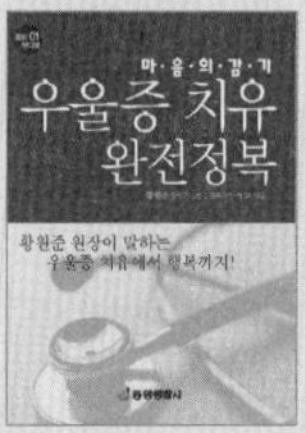

마음의 감기 우울증 치유 완전정복

초판 1쇄 발행 | 2009년 5월 22일
초판 2쇄 발행 | 2010년 12월 5일

지은이 | 황원준(Wonjun Whang)
펴낸이 | 최점옥(Jeomog Choi)
펴낸곳 | 중앙생활사(Joongang Life Publishing Co.)

대 표 | 김용주
책 임 편 집 | 범수미
본문디자인 | 박성현

출력 | 국제피알 종이 | 한솔PNS 인쇄 · 제본 | 태성문화사

잘못된 책은 바꾸어 드립니다.
가격은 표지 뒷면에 있습니다.

ISBN 978-89-6141-045-8(04510)
ISBN 978-89-6141-044-1(세트)

등록 | 1999년 1월 16일 제2-2730호
주소 | ㊄100-789 서울시 중구 왕십리길 160(신당5동 171) 도로교통공단 신관 4층
전화 | (02)2253-4463(代) 팩스 | (02)2253-7988
홈페이지 | www.japub.co.kr 이메일 | japub@naver.com | japub21@empal.com
♣ 중앙생활사는 중앙경제평론사 · 중앙에듀북스와 자매회사입니다.

※ 〈중앙 핸디북〉은 양방과 한방을 아우르는 건강서 시리즈로, 누구나 저렴하게 구입하여 손쉽게 활용하도록 작은 판형으로 만들었습니다.

※ 이 도서의 **국립중앙도서관 출판시도서목록**(CIP)은 e-CIP 홈페이지(www.nl.go.kr/cip.php)에서 이용하실 수 있습니다.(CIP제어번호: CIP2009001294)